运动医学实验指导

廖八根◎主编

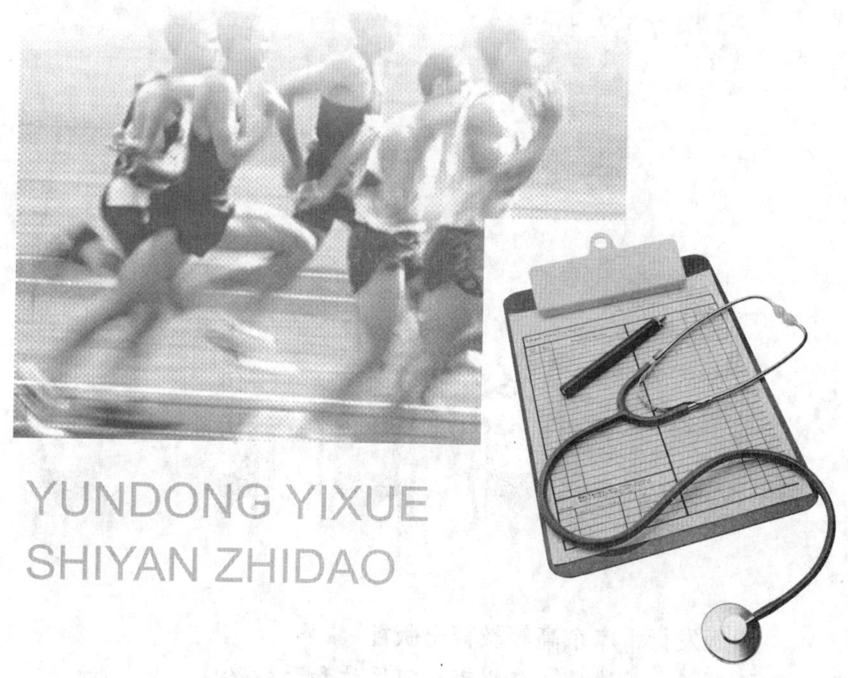

YUNDONG YIXUE
SHIYAN ZHIDAO

广东高等教育出版社
Guangdong Higher Education Press
·广州·

图书在版编目（CIP）数据

运动医学实验指导/廖八根主编．—广州：广东高等教育出版社，2015.3（2017.2 重印）

ISBN 978－7－5361－5282－3

Ⅰ.①运…　Ⅱ.①廖…　Ⅲ.①运动医学－高等学校－教学参考资料　Ⅳ.①R87

中国版本图书馆 CIP 数据核字（2014）第 310736 号

出版发行	广东高等教育出版社 地址：广州市天河区林和西横路 邮政编码：510500　电话：（020）87554152 http://www.gdgjs.com.cn
印　　刷	广州市穗彩印务有限公司
开　　本	787 毫米×1 092 毫米　1/16
印　　张	9.5
字　　数	225 千
版　　次	2015 年 3 月第 1 版
印　　次	2017 年 2 月第 3 次印刷
定　　价	24.00 元

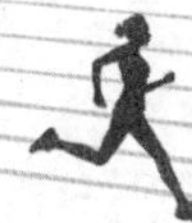

前　言

运动医学的任务是研究所有与运动有关的医学问题，运用医学和运动生物学的理论和技术对体育运动进行监督和指导，从而提高与运动相关的医疗、预防、康复以及训练水平，促进竞技体育水平和群众体质健康水平的提高。运动医学内容一般包括运动评估、体育卫生和运动处方、运动医务监督、运动病症、运动营养、运动损伤和医疗体育等内容，其中运动评估技能、运动处方制定技能、运动保健技能、运动营养技能、运动防护技能、运动急救技能和医疗体操等是体育学专业学生应掌握的运动医学基本技能。本书是将《运动医学》的部分实验内容独立出来并编写而成的，可以作为《运动医学》的同步配套教学用书。

本书以唯物辩证法为指导思想，遵循认识基本规律，着眼于培养学生观察、思维、技能的综合素质。全书内容包括运动医学实验导论、运动医学评估基本技能、运动医学保健基本技能、运动医学防护和急救技能、医疗体操、运动医学实验。在内容选择上充分考虑了体育院系学生多层次的教学和自学需求，力求发挥实验教学在运动医学课程教学中的重要作用。

本书由广州体育学院运动医学室廖八根教授任主编，有刘芳、张晓辉、王珅、王姝玉参加编写。全书各章由主编统稿并修改定稿。书中插图部分来自国内外同类书刊，部分由广州体育学院运动医学专业研究生协助绘制、拍摄和处理。由于编者水平有限，书中存在疏漏之处在所难免，恳请师生和读者在使用过程中提供反馈信息，指出不足。

2014年6月于广州

前言

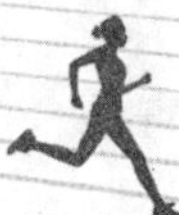

目　录

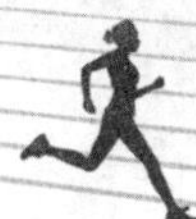

第一章　运动医学实验导论

第一节　运动医学基本技能概述

一、运动医学基本技能的内容

运动医学是医学和体育运动相结合的一门综合性的交叉学科，是建立在坚实的医学和运动生物学理论基础上的实践性很强的一门应用学科。运动医学的任务是研究所有与运动有关的医学问题，运用医学和运动生物学的理论和技术对体育运动进行监督和指导，从而提高与运动相关的医疗、预防、康复以及训练水平，促进竞技体育水平的提高和群众体育运动的普及，推动体育事业的发展，促进人民体质和健康水平提高。运动医学内容涵盖从准备参加运动到运动实施过程中各环节涉及的医学和卫生保健问题，一般主要包括运动评估、体育卫生和运动处方、运动医务监督、运动病症、运动营养、运动损伤和医疗体育等内容，其中运动评估技能、运动处方制定技能、运动保健技能、运动营养技能、运动防护技能、运动急救技能和医疗体操等是体育学专业学生应掌握的基本技能。

运动评估技能主要包括人体姿势和形态测评、运动机能测评。运动处方制定技能则是在运动评估的基础上科学合理地制定运动方案。运动保健技能则主要包括按摩、拔罐等。运动营养技能包括膳食调查和营养配餐、运动饮料配制等。运动防护技能则包括保护支持带和护具使用等。运动急救技能则包括心肺复苏、现场救护技术（包扎、止血、固定、搬运）。

二、运动医学基本技能的学习要求

运动医学基本技能大体上可分为操作性技能和实验调查、设计两部分。运动医学基本技能中的按摩、拔罐、保护支持带、心肺复苏、现场救护技术等皆是操作性技能，而运动处方制定、营养配餐、膳食调查、日热量消耗测定、运动损伤调查等则主要是实验调查和设计内容。不论是操作性技能还是实验调查和设计，学生作为学习的主体，只有深入领会课程的总体目标和每一次实验的目的，才能主动、有效地学习。

学生在学习操作性技能过程中，应勤于动手，通过仔细观察老师的操作手法以及相关视频，养成标准规范的操作习惯。学生在学习实验调查和设计内容时，应踊跃表达自己的想法，善于观察和思考，注重“学而引思，思而生疑”，提高自身的科学思维能力。

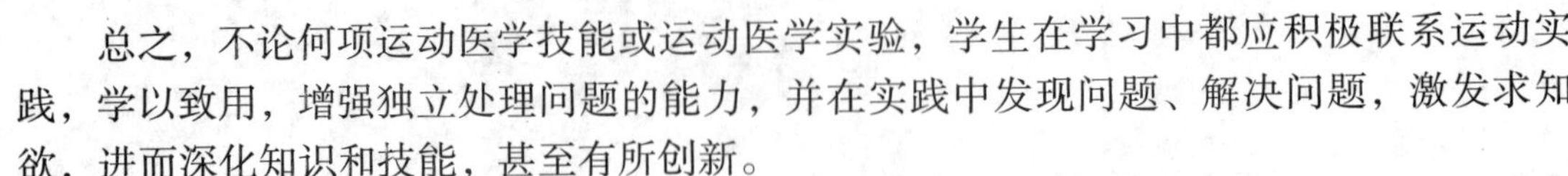

总之，不论何项运动医学技能或运动医学实验，学生在学习中都应积极联系运动实践，学以致用，增强独立处理问题的能力，并在实践中发现问题、解决问题，激发求知欲，进而深化知识和技能，甚至有所创新。

第二节 运动医学实验基础知识

一、实验测试的可靠性、有效性和客观性

实验测试的可靠性、有效性和客观性是衡量测试科学性的三个重要尺度，是运动医学人体形态测量和机能检测必须遵循的三个属性。

（一）可靠性

可靠性是指测试结果的一致性和可重复性，通常由同一测试者对同一个受试者进行多次重复测试或对同一组受试者进行两次测试来比较分析重复测量的结果。如在相同情况下，受试者测试结果前后一致，说明该项测试稳定、可靠性好。用一根皮尺测量身高显然不可靠。一项可靠的测试在重复测试后有较高组内和组间相关系数。一般认为，重测相关系数≥0.9 为可靠性高；重测相关系数在 0.8～0.89 之间为可靠性良好；重测相关系数在 0.7～0.79 之间为可靠性中等；重测相关系数 <0.7 为可靠性差。测试的可靠性受系统误差（如测试仪器、测试方法和测试环境）和受试对象自然波动（如人体生物节律、情绪、动机）的影响。

（二）有效性

有效性是指测试能够测出其所要测东西的真实程度。一项可靠性好的测试不一定是有效的测试，但有效的测试一定是可靠的。一般人体形态测量只需关注可靠性，而人体机能检测大多还需关注有效性。有效性通常是对若干受试者分别用某一测试方式和金标准测试方式来比较分析测试结果。如用 12 min 跑的距离来反映机体最大摄氧量时，可用 12 min 跑的距离与用跑台直接测试的最大摄氧量进行比较分析。一项有效的测试方法应和金标准测试方法有良好的相关系数，这种相关系数也叫效度系数。一般认为，效度系数≥0.8 为有效性高；效度系数在 0.7～0.79 之间为有效性好；效度系数在 0.6～0.69 之间为有效性一般；效度系数 <0.6 为有效性性差。此外，有效性还有两种其他类型：结构效度和内容效度。结构效度是指测试结果在多大程度上能区别开具有不同特质属性的能力。内容效度是指测试项目对所要测量的内容范围的代表性程度，通常由专家评定，反映某一抽象的专项能力所应包含的内容。如反映足球专项能力测试至少需包括短跑冲刺、灵敏性、协调性和踢的爆发力。

（三）客观性

客观性与可靠性类似，但又不同，客观性是不同测试者进行测试的一致性，通常由不同的测试者对同一受试者进行相同的测试来比较获得的结果。较高的客观性是不论谁按标准方法进行测试皆可获得正确的结果。如有经验的测试者通过测量皮褶厚度来估计

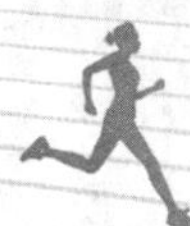

体脂百分比有较高的可靠性和有效性，且第二位测试者进行相同的测量也有较高的可靠性和有效性，那么皮褶厚度测量就被认为有较高的客观性。

为保证测试的有效性和可靠性，任何测试皆有其适应范围和应用条件。在运动医学中，不同身体机能的检测往往有多种检测方法。选择具体的一项机能测试方法（包括实验器材）必须考虑受试对象的年龄、性别、运动经验、训练状态以及测试环境（如气温、湿度和高原）等。如选择 12 min 跑对于了解大学生的有氧能力是有效和可靠的方法，但并不适用于青春期前的儿童。又如反手握杠引体向上对于了解男性屈肘肌耐力是有效的方法，但并不适用于女性。对于专项运动员，选择或制定具体的专项机能测试则还必须符合所从事的专项的能量代谢特征以及专项的动作模式的生物力学特征。如选择纵跳试验对于了解篮球、排球选手的专项能力有效，但并不适用于反映乒乓球选手的专项能力，甚至同一集体项目中，角色不同，专项能力测试方法也应不同。另外，为获得准确的测试结果，测试还必须安全、有序。测试者必须了解受试者的体质和健康状况以防发生意外伤害，同时机能测试前受试者宜做好充分的准备活动。此外，多项机能测试时也应考虑各项测试的先后顺序、中间的休息时间等。

二、实验测试误差和数据处理

（一）测试误差

在人体姿势和形态测量、运动机能测试等定量测试中，由于受测量仪器、测试方法以及其他干扰因素的影响，不论是直接测量值还是间接测量值都不可能与被测量的真值完全相同。测量值与真值之差就叫误差。通常用准确度和精密度来评价测量误差的大小。

准确度是测试结果与真实值的接近程度，反映了测试的有效性，通常用绝对误差（两者差值）或相对误差（绝对误差/真值）表示，绝对误差或相对误差越小，准确度越高。然而实际工作中，真实值是不可能知道的，因而准确度就无法知晓，只能用精确度来评价。精确度是指在相同条件下，进行多次测定后所测数据的相近程度，反映了测试的可靠性。精确度用绝对偏差或相对偏差表示。绝对偏差为单个测定值与多个测定值的算术平均值之差，相对偏差则为绝对偏差除以多个测定值的算术平均值。不过需指出的是，精确度很高并非一定说明测量的准确度也很高。如果分析中存在系统误差可能并不影响每次测得数值的重合程度，但此结果必偏离真实值，即准确度不高。

测量中产生误差的原因有很多，一般包括非随机误差和随机误差两类。非随机误差又包括非系统误差和系统误差。非系统误差指在测试过程中测试者由于偶然失误造成的误差，如看错刻度或抄错数据。这种误差也称过失误差。这类误差应通过仔细检查和核对进行控制。系统误差指在测试过程中由于测试仪器性能误差、测试方法误差、环境误差、人员操作效能误差等所致的误差。这类误差通过选用有效且可靠的检测仪器、改进仪器性能、严格遵守操作规则并仔细操作而减少。随机误差是指同一条件下对同一对象反复进行测量，在极力消除或改正明显的系统误差后，每次测量结果仍会出现一些无规律的随机变化。随机误差来源于各种无法控制的影响微小的因素。由于目前认识的局限性，以致无法掌握这些因素并了解其具体规律。随机误差服从正态分布，可用统计方法进行分析和推断。

（二）测量的计量单位

在运动医学体质测试中，每一个定量指标皆有相应的计量单位。如身高单位通常用厘米表示，体重单位通常用千克表示。一般质量或重量单位为千克（kg）、克（g）、毫克（mg）和微克（μg）等。长度和距离单位为千米（km）、米（m）、厘米（cm）、毫米（mm）和微米（μm）等。时间单位为天（d）、小时（h）、分钟（min）和秒（s）等。速度单位为米/秒（m/s）、米/分（m/min）、千米/小时（km/h）等。体积和摄氧量单位为升（L）、分升（dL）、毫升（mL）、微升（μL）和升/分（L/min）、毫升/分（mL/min）、毫升/千克体重/分等。力的单位为牛顿（N）、千克（kg）等。做功的单位为牛顿·米（N·m）、千克·米（kg·m）等。功率单位为牛顿·米/秒（N·m/s）、千克·米/分（kg·m/min）、瓦（W）等。能量单位为焦（J）、千焦（kJ）、卡（cal）、千卡（kcal）、千卡/分（kcal/min）和梅脱（Mets）等。血压单位为毫米汞柱（mmHg）、帕（Pa）和千帕（kPa）等。

（三）有效数字

在测量中应注意记录数据和进行计算时有效数字的取舍。在有效数字中除最后一位可疑外，其他数字都是确定的。如170.2为4位有效数字，1.20为3位有效数字，0.20则为2位有效数字，200则有效数字不明，后面的0可能是有效数字也可能是定位数字，此时应写成标准式，如2.0×10^2（2位有效数字）。有效数字应是实际可能测量到的数字，应该取几位有效数字取决于测量方法和所用仪器的精确度。如用身高坐高计测量身高时通常精确到小数后1位（单位cm），记录成170.5 cm，记录成170.50 cm则不正确。另外，间接测量数字是通过计算获得，其有效数字一般与直接测量数据中有效数位最少的相同。

（四）数据处理

测量中观察到的现象、结果和数据皆是原始资料，这些资料必须采取适当的方法进行整理、分析，去伪存真才能揭示其变化规律，探索其本质。在测量中通常可用表格法或作图法表示测量结果，并与常模或标准进行对照评定。

1. 常模

常模是测试取样的正常值或均值。如正常人群收缩压为90～130 mmHg之间，舒张压在60～85 mmHg之间，这些参数可作为生理常模。个人所测血压与常模比较即可获知是正常还是异常，或是优是劣。一般认为制定常模时要选择有代表性的正常样本，每一类别受试对象不少于100人。通常根据正常人群测试数据利用百分位数法或离差法（均数±标准差）进行等级分类。体质测试在进行等级分类时一般可分为优秀（大于第90百分位）、中上（第70～第89百分位）、中等（第50～第69百分位）、中下（第30～第49百分位）和较差（第10～第29百分位），或简单分为强（大于第76百分位）、中（第25～第75百分位）和弱（小于第24百分位）。

2. 标准

与常模类似，但标准含有理想值或推荐值（或得分）之意，如中国居民膳食营养素摄入参考值。在运动医学体质测试中，利用某一指标参考标准比利用常模更有好处，因为参考标准意味该指标水平对良好健康是必需的，有利于促进锻炼。常模仅描述了一个人在这一类人群中的相对位置，而标准则描述了恰当的健康相关的体质水平。

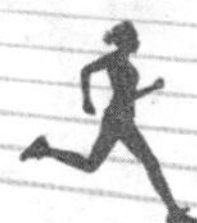

三、实验记录与报告

（一）实验记录

测量中观察到的现象、结果和数据应及时记录在记录本上，绝不可用单片纸记录。原始实验记录必须准确、简练、详尽和清楚。记录时不能用铅笔字写，须用签字笔或圆珠笔书写。记录不能擦抹、涂改，写错时可画去在边上重写。

测量记录时切忌夹杂主观因素，应设计一定的表格如实准确记录下来，并根据仪器精确度记录有效数字。

（二）实验报告

实验结束后应及时整理和分析结果，写出实验报告。测量实验报告一般包括以下几部分：实验题目、实验目的、实验内容、实验原理、器材、操作方法、结果、讨论、小结和参考文献。其中，讨论是从感性认识到理性认识的升华。实验讨论须以实验结果为依据，视具体情况灵活运用归纳和演绎，排除实验误差。推理过程应充分发挥想象力，进行发散思维，从而对结果做出客观的推理分析，导出判断或结论。实验小结则应写出本次实验的体会，包括成功或失败的原因，非预期结果是否属于实验误差，误差原因何在？有何见解或建议？有何需进一步探讨的问题？

四、实验观察与思考

在实验过程中，一切从科学观察现象开始，即通过视、听、嗅、触等感觉器官去认识自然事物，但更重要的是动脑思考、善于想象，以把握事物的内在本质。比如在进行运动医学检测时，为何多采用运动负荷试验？运动员进行亚极限负荷运动时，为何心率、血压升高比普通人要低？哈佛台阶试验能否反映不同年龄人群心功能差异？测试自行车运动员最大摄氧量用功率车和跑台有何差异？在进行递增负荷试验测最大摄氧量时，不同负荷方式、起始负荷量、每级负荷持续时间对测试结果有何影响？等等。

科学观察时不仅仅需注意那些预期的现象，而且也不应忽视预料之外的现象，以探究学习的态度注视事物。预料之外的现象开始往往不能解释，但最可能导致意想不到的发现，青霉素的发现就是一典型例子。注意分析预料之外的现象有利于自己对知识的理解和扩展，增加学习兴趣。培养科学的观察和思维能力是实验教学的重要任务。

自然界中的一切都是客观存在、辩证统一的，只有靠辩证的逻辑思维才能使人们从千丝万缕的联系和千变万化的事物中正确认识世界、改造世界。归纳和演绎是科学实验时应具备的逻辑推理思维方法。两者皆是人们认识活动中不可缺少的思维方式，其中三段论是归纳和演绎推理的重要形式。它通常包含两个性质判断构成的前提和一个性质判断构成的结论。归纳推理就是前提与结论存在或然性联系的推理，而演绎推理就是前提与结论间存在必然性联系的推理。在运动医学运动负荷试验中前提与结论既有必然性联系也有或然性联系，如联合机能试验中训练良好的高水平运动员应表现为正常反应，但也有表现为紧张性不全反应的，因此实验讨论应灵活运用归纳和演绎，两者相互补充，从而获得正确的判断或结论。

第二章　运动医学评估基本技能

运动医学检查是健康体检的进一步深入，是竞技职业运动员与普通健身者进行大负荷运动或中等以上强度运动时降低运动风险的重要手段。同时，运动医学检查也是运动员选材、竞技运动分级的重要依据和评定运动或康复效果的客观依据。

第一节　人体姿势检查和形态测量

实验一　直立姿势检查

【实验目的】

掌握直立姿势检查方法与异常脊柱姿势评定。

【实验器材】

重锤线、游标卡尺或测径规。

【实验方法】

采用重锤线法和临床观察法。

受试者只着短裤，自然放松站立，脚跟并拢，脚尖略分开。观察受试者头位是否正直，双肩是否水平，骨盆有无倾斜，等等。同时，足跟与背靠墙站立，观测颈弯和腰弯距墙面的距离。检查脊柱前后弯曲度时，将重锤线的重锤端置外踝略前，线自然拉直，观测耳垂、肩峰、胸椎、腰椎、股骨大转子、髌骨与垂线距离。检查脊柱侧弯时，先将棘突标记，将重垂线置于正中线，观测脊柱有无偏离。临床上脊柱侧弯检查也常用划痕法：患者双膝伸直，腰部前屈90°，双上肢自然下垂，检查者于背后从水平位观察背部是否对称，同时手指甲沿脊椎棘突以适当压力往下划压，划压后出现一条红色充血痕，以此痕为标准，观察脊柱有无侧弯。

【结果评定】

正常直立标准姿势（见图2－1）。从侧面看，正常重力线经过耳垂、肩峰、约经躯干中线（即胸椎体前、腰椎体）、股骨大转子、髌骨后腓骨小头之间。从前后看，头无前屈或后伸，双肩同一水平、两侧髂嵴对称、髂前上棘与髂后上棘处同一水平，垂线前面经过胸骨柄中线，后面经棘突。

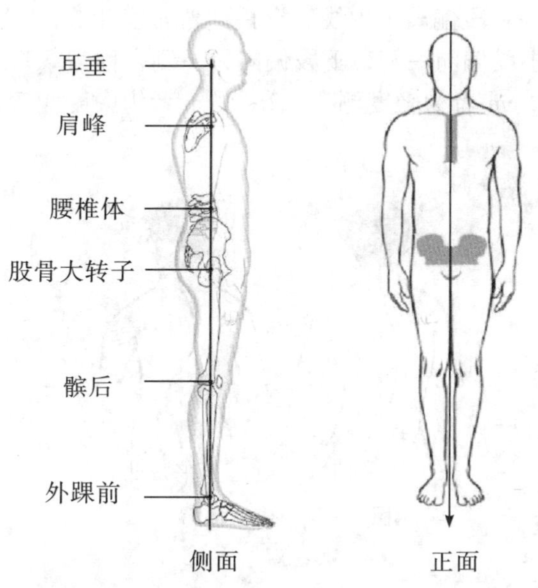

图 2－1　直立标准姿势

常见异常姿势有如下几种（见图 2－2）。

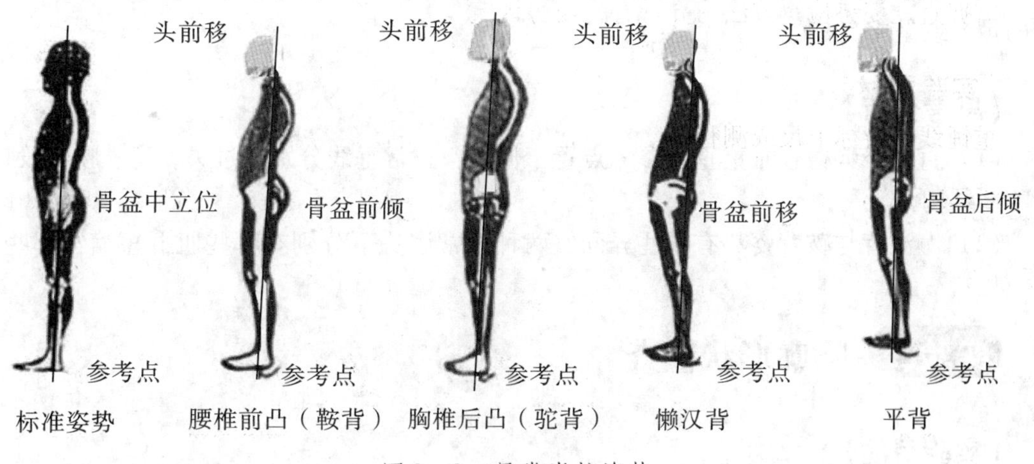

图 2－2　异常脊柱姿势

（1）鞍背：腰椎前凸增加，骶倾斜角增大，骨盆前倾，髋屈，常伴胸椎后凸，头前移。外观上腹部向前突出，腰过伸，髋微屈，臀部向后突出。

（2）驼背：又称圆背，胸椎后凸增加。外观肩胛骨突出（圆肩），前胸凹陷，常伴头前移。

（3）懒汉背：骨盆前移后倾，胸椎后凸增加，下腰前凸增加，髋伸，膝过伸，头前移，呈现为圆背与腰椎前凸姿势。外观上臀部下陷，小腹前凸，驼背。

（4）下腰平背：腰椎前凸减少，骶倾斜角减小，骨盆后倾，髋关节伸。外观腰弯消失。

（5）脊柱侧弯：脊柱一段偏离正中线。脊柱侧弯常发生在胸段和腰段。若单纯向一侧偏移称C形弯曲。若上段偏向一侧，下段偏向另一侧，称为S形弯曲。偏移小于1 cm者可不诊断，偏移小于2 cm者为轻度侧弯，2～5 cm者为中度侧弯，大于5 cm者为重度侧弯（见图2－3）。

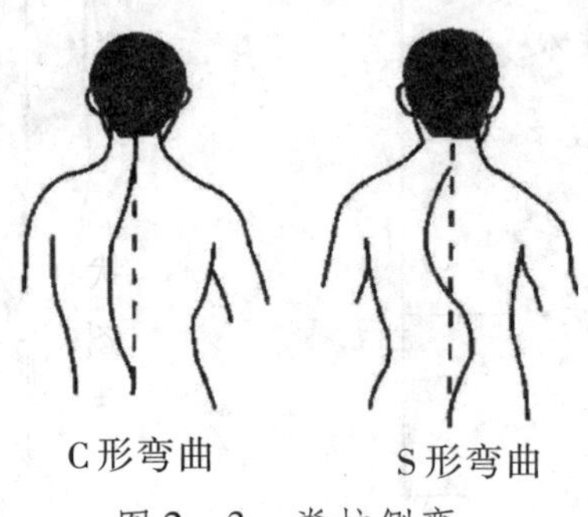

图2－3　脊柱侧弯

【注意事项】

被测者自然直立，头部以眼耳平面定位，眼睛平视前方，肩部放松，上肢自然下垂，手伸直，手掌朝向体侧，手指轻贴大腿侧面，自然伸直膝部，两足跟并拢，脚尖分开，使两足大致呈45°夹角。

【思考分析】

（1）直立姿势检查时重垂线参考点置于何处？正常垂线分别经过头、肩、腰、股骨、膝哪些结构？

（2）懒汉背与鞍背姿势有哪些异同？两种异常姿势下分别有哪些肌群短缩？哪些肌群拉长？

实验二　胸廓形状检查

【实验目的】

检查人体的胸廓形状是否正常，并评价胸廓的发育状况。

【实验器材】

测径规。

【实验方法】

受试者自然站立，两脚分开同肩宽，观察胸廓是否对称，有无隆起、塌陷等，同时

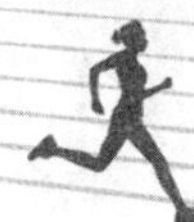

测量胸廓的前后径：测量胸廓前点和胸廓后点之间的距离。前点位于第四胸肋关节上缘水平和前正中线相交点；后点为前点同一水平的棘突处；测量胸廓的横径：与前后径同一平面的胸廓两侧最宽处之间的距离。

【结果评定】

根据胸廓前后径与横径比，胸廓形状分为以下几种。

（1）正常胸：前后径小于横径，两者之比约为 1∶1.5（见图 2－4A）。

（2）扁平胸：前后径较小，胸廓呈扁平状，前后径不及横径一半（见图 2－4B）。

（3）桶状胸：前后径接近甚或超过横径，胸廓呈圆桶状，两者之比约为 1∶1（见图 2－4C）。

（4）漏斗胸：胸骨下段内陷，使胸廓外形似漏斗状（见图 2－4D）。

（5）鸡胸：胸骨前凸似鸡胸状，前后径加大（见图 2－4E）。

（6）不对称胸：胸廓两侧不对称（见图 2－4F）。

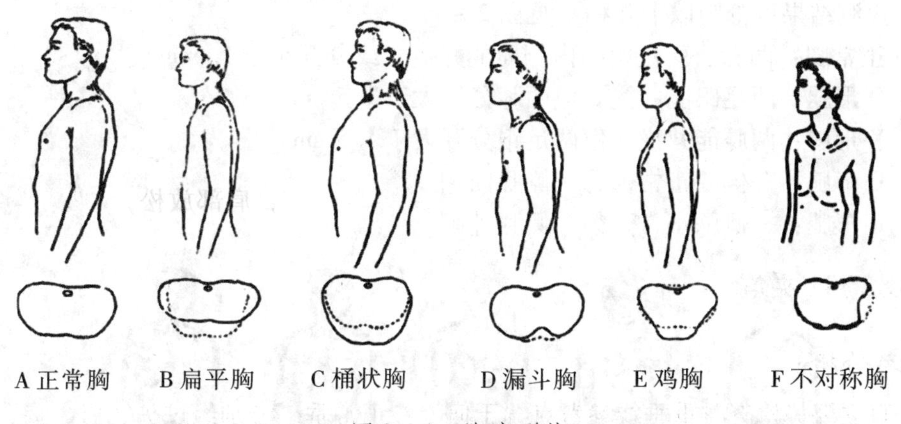

图 2－4　胸廓形状

【注意事项】

被检查者在直立时不可过度挺胸。

【思考分析】

（1）扁平胸常见原因有哪些？

（2）运动对胸廓发育有何影响？

实验三 腿的形状检查

【实验目的】

检查腿的形状是否正常。

【实验器材】

测径规或游标卡尺。

【实验方法】

被测者自然站立，两腿并拢呈立正姿势，检查两足跟、两膝之间的距离。

【结果评定】

根据检测结果可分为以下几种（见图 2 –5）。

（1）正常腿：两膝、两足跟的内侧面能并拢，或分开小于 1.5cm

（2）O 形腿：两足跟能并拢，但两膝分开大于 1.5 cm。

（3）X 形腿：两膝能并拢，但两足跟分开大于 1.5 cm。

（4）D 形腿：一侧膝正常，另一侧膝内翻。

（5）K 形腿：一侧膝正常，另一侧膝外翻。

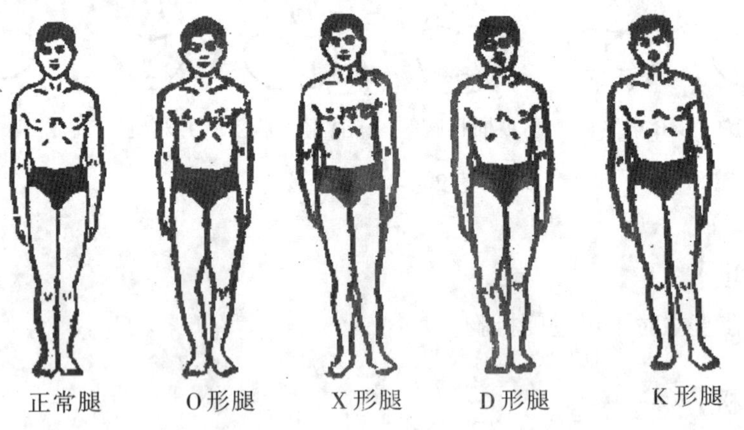

图 2 –5　腿形

【注意事项】

被检查者在直立时不可用力并腿。

【思考分析】

（1）过早专项训练对腿形有何影响？

（2）异常腿形对运动又有何影响？

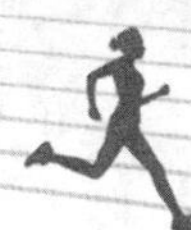

实验四　足弓形状检查

【实验目的】

检查足弓的形状是否正常。

【实验器材】

纱布、有色墨水、大方形浅盘、白纸。

【实验方法】

采用足弓印迹法。

准备一块足够大的5~6层纱布，用有色墨水将它浸湿后，放在座凳前面的大方形浅盘内铺平。令被检查者坐在凳上，赤足，双脚同时踩在盘内站立。令被检查者坐下，抬脚，移去浅盘，换上白纸铺在地面，让被检查者双脚相距同肩宽，同时站立于白纸上，再坐下，抬足，纸上即印出一双带色的足迹。

【结果评定】

采用足印迹画线比例法，在足印迹的内侧（第1跖趾关节与足跟内缘）、外侧（第5跖趾关节与足跟外缘）各作一条切线，在足印迹空白区沿足印弓形内缘找到其最高点，由该点各引一条垂线至切线，测量两条垂线的长度进行评价（空白区为a，实心区为b）。

（1）正常足弓：a∶b=2∶1（见图2-6A）。

（2）弓形足：足印区分离（见图2-6B）。

（3）轻度扁平足：a∶b=1∶1（见图2-6C）。

（4）中度扁平足：a∶b=1∶2（见图2-6D）。

（5）重度扁平足：足印无空白区（见图2-6E）。

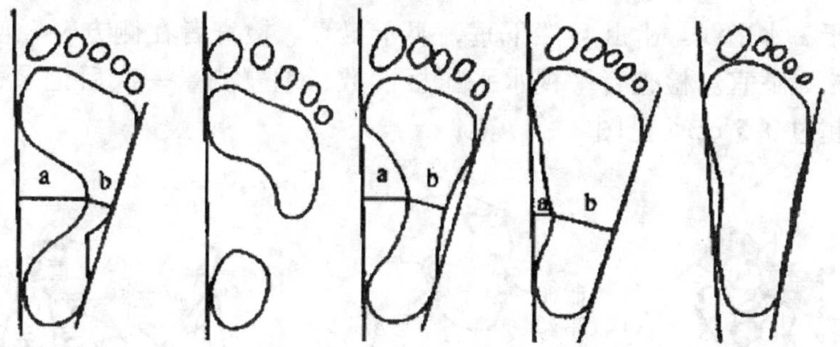

A正常足弓　B弓形足　C轻度扁平足　D中度扁平足　E重度扁平足

图2-6　足弓

【注意事项】

足弓检查也宜在非负重状态下测定，如负重下足弓异常而非负重下正常，提示为姿

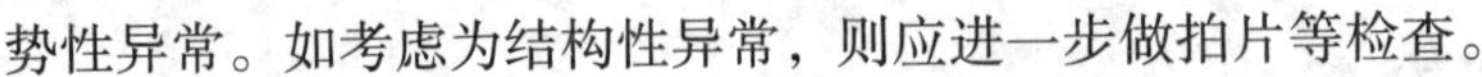

势性异常。如考虑为结构性异常，则应进一步做拍片等检查。

【思考分析】

（1）扁平足进行跑跳运动易引发哪些劳损？

（2）扁平足宜适当多做跖屈运动还是背屈运动？为什么？

实验五 人体形态测量和评价

【实验目的】

了解人体的生长发育、形态特征和身体成分。

【实验内容】

测量身高/坐高、体重、胸围、腰围、臀围、上臂围、大腿围、肩宽/骨盆宽、皮褶厚度。

【实验器材】

身高坐高计、体重计、带尺、测径规、皮褶厚度计。

【实验方法】

各指标测量方法如下。

（一）身高/坐高

（1）使用器材：身高坐高计。

（2）身高测试：身高坐高计放置平稳后，受试者赤足背靠立柱，立正站立，足跟并拢，足尖分开成60°角。两肩胛间、骶部和足跟紧靠立柱，眼平视前方，保持耳屏上缘与眼眶下缘同处于一水平线。上肢自然下垂，躯干挺直。检查者在侧方轻轻使水平压板下滑接触头顶，松紧适宜。检查者平视水平压板读数，重复测量一次后记录，单位为cm。测量误差不得超过0.5 cm（见图2－7）。

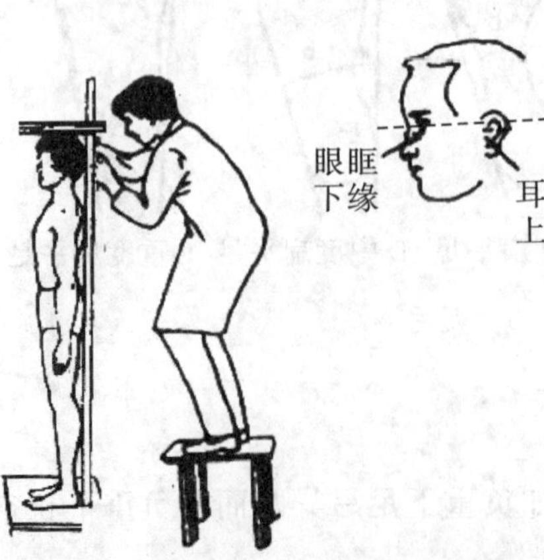

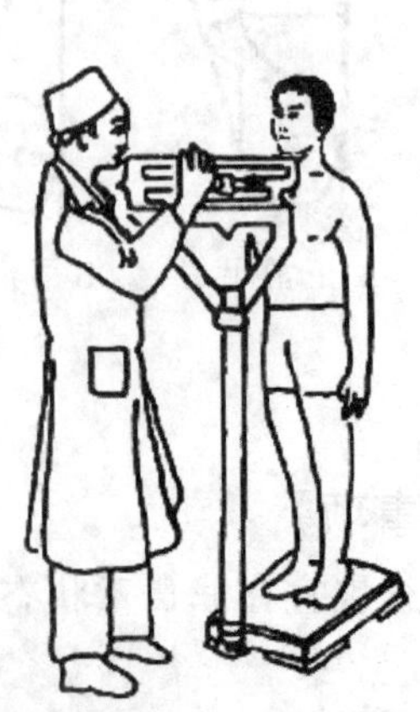

图2－7 身高、体重测量

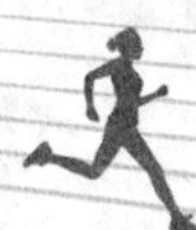

（3）坐高测试：受试者坐在身高坐高计的坐板上。骶部、两肩胛间及头部的位置、姿势要求等与测身高相同。为使骶部靠紧立柱以增加测量的准确性，应先令受试者弯腰，骶部紧靠立柱下滑，直至坐下为止。两腿并拢，大腿与地面平行。上肢自然下垂，不得支撑于坐板上，双足平踏于底座（可用踏脚板调节高度）。测量者将水平压板轻轻下压。读数要求同身高测试（不要误读身高一侧数据）。重复测量一次后记录。测量误差不得超过0.5 cm。

（二）体重

（1）使用器材：杠杆称。使用前用标准砝码校正，误差不超过0.1%，即每100 kg误差小于0.1 kg。

（2）体重计放置平稳，调零。

（3）被测者只着贴身短裤（女生可加背心）立于称台中央，不晃动，不扶物。

（4）调整游码至平衡后或指针停稳后读数，保留1位小数。

（5）重复测量一次记录，单位为kg。测量误差不得超过0.1 kg（见图2-7）。

（三）胸围

（1）使用器材：带尺。用前钢尺校正，每米误差不超过0.2 cm。以下各围度测量同此。

（2）被测者免上衣，自然站立，双脚分开同肩宽，平静呼吸。

（3）带尺放置位置：背部带尺上缘置于肩胛骨下角下缘。胸前带尺下缘置于乳头上缘，已发育的女子带尺下缘置于第四胸肋关节水平。带尺轻贴皮肤，防止测量中滑脱。

（4）被测者不能耸肩、低头、挺胸、抬臂、驼背、弯腰等。

（5）在平静呼气末测量胸围，读数并记录，单位为cm，然后带尺不动，分别在深吸气末和深呼气末各测胸围一次计算呼吸差。重复测量一次后记录。测试误差不得超过1 cm（见图2-8）。

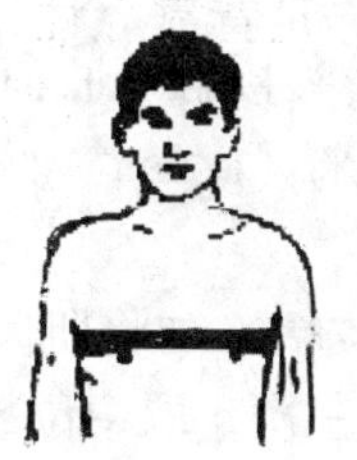
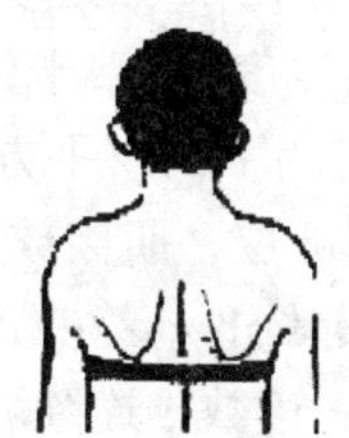
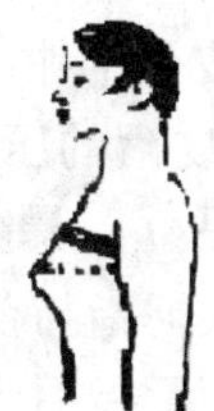

图2-8　胸围测量

（四）腰围

（1）受试者自然站立，两肩放松，两脚并拢，双手交叉抱于胸前。

（2）测试者面对受试者将带尺经脐上0.5~1 cm处（肥胖者可选在腰部最粗处），水平绕一周，测量其围度，单位为cm。重复测量一次后记录。测量误差不得超过1 cm。

（五）臀围

（1）受试者自然站立，两肩放松，两脚并拢，双手交叉抱于胸前。

（2）测试者面对受试者沿臀大肌最粗处将带尺水平位经背部绕至前方读数。

（3）记录员应在受试者背面观察带尺位置是否正确，单位为cm。重复测量一次后记录。测量误差不得超过1 cm。

（六）上臂围

（1）被测者自然站立，右臂向前右侧（与身体矢状面约呈45°角）平举，掌心向上握拳，用力屈肘。

（2）检查者将带尺放在肱二头肌隆起最高处绕臂一周，测量上臂紧张围，读数并记录，单位为cm。

（3）带尺位置保持不变，令被测者慢慢将前臂伸直，手指放松，测量上臂放松围，读数。重复测量一次后记录，单位为cm。测量误差不得超过0.5 cm。

（七）大腿围

（1）被测者自然站立，两腿分开与肩同宽。

（2）测试者站在受试者的侧面，将带尺环绕大腿根部，后面将带尺上缘放在臀纹处（即臀与腿之间的凹陷处），前面放在与后面同高处，带尺呈水平位读数，重复测量一次后记录，单位为cm。测量误差不得超过0.5 cm。

（八）肩宽/骨盆宽

（1）使用器材：测径规。

（2）肩宽测试：受试者自然站立，两脚分开与肩同宽，两肩放松。测试人员站其背面，先用两手食指沿肩胛冈向外摸到肩峰外侧缘终点，即肩峰点，再用测径规测两肩峰点的直线距离。单位为cm，精确到1位小数。重复测量一次后记录，测量误差不得超过0.5 cm。

（3）骨盆宽测试：受试者自然站立，两脚分开与肩同宽，测试人员站其体前，用两手食指摸其髂嵴外缘至最宽处，用测径规测量左右两髂嵴间最宽的直线距离。单位为cm，精确到1位小数。重复测量一次后记录，测量误差不得超过0.5 cm。

（九）皮褶厚度

（1）使用器材：皮褶卡钳（皮脂厚度计）。卡钳钳头接触皮肤面积为20～40平方毫米（mm^2），钳头钳压皮褶的压强规定为10克/平方毫米（g/mm^2）。测试前须校正。

（2）被测者自然站立，暴露被测部位，肌肉放松。

（3）测量者左手大拇指与食指捏起约3 cm左右宽皮褶（勿将肌肉捏在内），离手指约1 cm处用卡钳卡住后，手指不要松开，读数，连续测量三次，取中位数记录，单位为mm。

（4）测量部位：各部位如图2－9所示，一般测量右侧。

第一，上臂肱三头肌部：肩峰与尺骨鹰嘴连线中点，垂直捏起皮褶测量。

第二，肩胛下部：肩胛骨下角下方1～2 cm处，成45°角捏起皮褶测量。

第三，腹部：平脐傍开2～3 cm处，垂直捏起皮褶测量。

第四，髂嵴部：髂前上棘上方1～2 cm处成斜角捏起皮褶测量。另一种方法是髂嵴最外侧点（髂嵴与腋中线交界）上缘2～3 cm处成斜角捏起皮褶测量。

第五，大腿部：腹股沟中点与髌骨上缘中点连线的中点，垂直捏起皮褶测量。

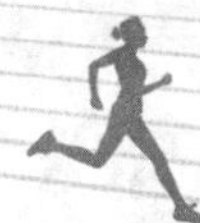

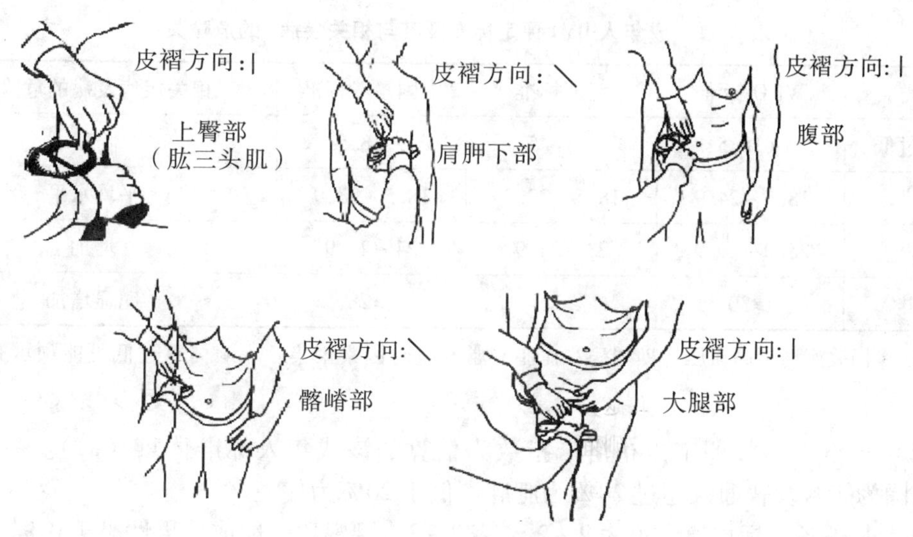

图 2－9　皮褶测量部位

其他皮褶厚度测量部位有肱二头肌、小腿内侧、胸部、腋部与前臂等部位。肱二头肌部：肩峰与桡骨小头连线中点，肱二头肌肌腹处垂直捏起皮褶测量。小腿内侧部：小腿最大围度水平沿腓肠肌内侧垂直捏起皮褶测量。胸部：腋前线（平乳头处）与乳头连线的中点（男）或1/3 位置（女）斜角捏起皮褶测量。腋部：平剑突水平与腋中线交界处垂直捏起皮褶测量。前臂部位：桡骨小头与桡骨茎突连线中点垂直捏起皮褶测量。

【结果评定】

人体身体形态结果评定通常可采用均值离差法、百分位数法等划分成不同等级进行评定。

（一）人体形态生长发育评定

1. 常用指数

（1）身体质量指数（BMI）＝体重（kg）÷身高（m）^{2}。

（2）布洛卡（Broca）指数＝身高（cm）－105。

（3）克托莱指数＝体重（g）÷身高（cm）。

（4）身高胸围指数＝胸围（cm）÷身高（cm）×100%。

（5）维尔维克指数＝［体重（kg）＋胸围（cm）］×100÷身高（cm）。

（6）身高坐高指数＝坐高（cm）÷身高（cm）。

（7）腰臀比＝腰围（cm）÷臀围（cm）。

2. 评定

（1）成年人 BMI 评定标准见表 2－1。

表2-1 成年人BMI评定标准及其与相关疾病*的危险关系

分类	WHO标准	亚洲标准	中国参考标准	相关疾病发病的危险性
体重过低	<18.5	<18.5	<18.5	低**
正常	18.5~24.9	18.5~22.9	18.5~23.9	平均水平
超重	25.0~29.9	23~24.9	24~27.9	增加
肥胖	≥30	≥25	≥28	明显增加

注：*相关疾病指高血压、糖尿病、血脂异常和危险因素聚集。**体重过低可能预示有其他健康问题。

（2）布洛卡指数评定：布洛卡指数为估算的该成年人标准体重（kg）。一般正负10%范围为正常。普通人超过20%为肥胖，低于20%为偏瘦。

（3）其他各指标均值，见表2-2、表2-3。腰臀比一般成年男性小于0.9，成年女性小于0.8。

表2-2 全国20~59岁男女各形态指标均数（依据2010全国体质测试数据编制）

性别	年龄组	身高（cm）	体重（kg）	胸围（cm）	腰围（cm）	臀围（cm）	皮褶厚度（mm）		
							上臂部	肩胛部	腹部
男	20~24岁	171.1	65.6	87.3	77.9	91.5	11.0	14.1	17.6
	25~29岁	170.7	68.7	89.8	81.8	93.3	12.1	16.7	21.3
	30~34岁	169.8	69.8	91.1	84.0	93.9	12.3	17.7	22.9
	35~39岁	169.2	69.7	91.6	84.8	93.9	11.8	17.7	23.0
	40~44岁	168.6	70.0	92.2	85.9	94.2	11.7	18.1	23.4
	45~49岁	168.2	69.9	92.5	86.5	94.3	11.4	18.0	23.1
	50~54岁	167.6	69.0	92.5	86.2	93.8	11.2	17.6	22.4
	55~59岁	167.0	68.5	92.4	86.0	93.8	11.2	17.5	21.9
女	20~24岁	159.0	53.0	82.0	70.9	89.0	16.5	15.9	19.8
	25~29岁	158.7	54.6	83.4	73.0	90.1	17.3	17.0	20.2
	30~34岁	158.1	56.1	84.6	74.7	91.0	18.4	18.4	21.0
	35~39岁	157.6	56.9	85.6	75.8	91.7	18.9	19.3	22.4
	40~44岁	157.4	58.4	86.9	77.7	92.8	19.6	20.4	23.9
	45~49岁	157.4	59.8	88.3	79.8	93.7	20.0	21.2	25.4
	50~54岁	156.6	59.8	89.0	81.3	93.8	20.0	21.3	26.6
	55~59岁	155.8	59.7	89.3	82.4	93.7	20.0	21.4	27.0

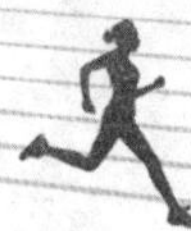

表 2－3　我国儿童青少年各年龄段生长发育指数均值（依据 2010 全国体质测试数据编制）

年龄	克托莱指数		身高胸围指数（%）		维尔维克指数	
	男	女	男	女	男	女
7 岁	203	192	47.7	46.4	68.0	65.6
8 岁	218	205	47.6	46.2	69.4	66.7
9 岁	234	220	47.6	46.1	71.1	68.1
10 岁	252	239	47.8	46.4	73.0	70.3
11 岁	271	260	47.9	46.8	75.0	72.8
12 岁	289	278	47.5	47.3	76.4	75.1
13 岁	309	296	47.4	48.1	78.3	77.7
14 岁	325	308	47.6	48.7	80.2	79.5
15 岁	339	316	47.9	49.3	81.8	80.9
16 岁	347	321	48.3	49.8	83.0	81.9
17 岁	356	325	48.8	50.1	84.4	82.5
18 岁	359	325	49.2	50.3	85.1	82.7
19 岁	364	324	49.4	50.2	85.8	82.6
20～24 岁	383	333	51.0	51.6	89.4	84.9

（二）身体成分评价

1. 计算身体密度（D）

将测得的皮褶厚度数值代入体密度推算回归方程式，计算体密度（见表 2－4）。

表 2－4　体密度推算回归方程式（日本铃木—长岭方法）

年龄	男子	女子
9～11 岁	$D = 1.0879 - 0.00151X_1$	$D = 1.0794 - 0.00142X_1$
12～14 岁	$D = 1.0868 - 0.00133X_1$	$D = 1.0888 - 0.00153X_1$
15～18 岁	$D = 1.0977 - 0.00146X_1$	$D = 1.0931 - 0.00160X_1$
成人	$D = 1.0913 - 0.00116X_1$	$D = 1.0897 - 0.00133X_1$

注：表中 D 表示身体密度，X_1 表示肩胛下部与上臂部（肱三头肌）皮褶厚度之和（单位 mm）。

2. 计算体脂百分比

用 Brozek 公式计算体脂百分比：

$$体脂百分比=\left(\frac{4.57}{D}-4.142\right)\times100\%$$

3．评定

正常普通成年男性体脂百分比为10%～20%，成年女性为20%～30%。

【注意事项】

（1）人体测量应遵循测量的三属性，即可靠性、有效性和客观性。

（2）测量仪器型号、规格、测量方法要统一、标准化。保持清洁，测量前必须校正测量仪器，大样本测量中每测100人需重新校验测量仪器。

（3）测试时间宜统一，最好在早晨空腹进行。

（4）身体测量时取直立姿势。男性着装为上身裸露、下着短裤、赤足；女性为上着背心、下着短裤、赤足。

（5）在未提出特定测量要求时，一般测量右侧肢体。

（6）测量皮褶厚度在捏起皮褶时不要将肌肉捏在内，捏皮褶手要待读数后才松开。

【思考分析】

（1）查找资料，评价生长发育还有哪些指数评定法？

（2）利用BMI筛选肥胖有何优缺点？

（3）皮褶厚度受哪些因素影响？不同运动项目体成分有何特点？

第二节　心血管和呼吸机能检查

实验一　联合机能试验

【实验目的】

了解心血管系统机能状况。

【实验内容】

杜列诺夫联合机能试验。

【实验原理】

正常人体运动中，一定范围内心率、收缩压随运动强度增加而增加。一般活动强度每增加1 Met，心率增加10～12次/min，收缩压升高5～12 mmHg，舒张压则略下降；停止运动后心率、血压快速恢复。基于此，不同类型动力负荷后心率、血压的变化情况可以反映心血管机能状况。本试验连续给受试者3种不同类型负荷：30 s 20次蹲起，对运

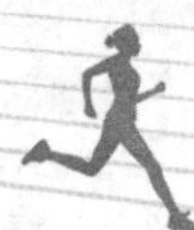

动员而言，该负荷量相当于准备活动阶段的负荷量；15 s 原地疾跑可测定心血管对速度负荷的反应；3 min（女子和少儿运动员 2 min）高抬腿跑测定心血管对耐力负荷的反应，因而通过监测三种不同类型负荷后心率、血压变化，就能有效地反映心血管系统的机能状况。

【实验器材】

听诊器、血压计、秒表、节拍器。

【实验方法】

步骤如下：

（1）测安静时脉搏和血压。受试者静坐 15 min 后，连续测 3 次 10 s 心率，取其稳定值，再测血压。测完安静血压后，为准备连续测量运动后的血压，不要将袖带解下。

（2）30 s 内匀速蹲起 20 次，休息 3 min。受试者站立，两足分开与肩同宽，双臂自然下垂，做蹲起动作。下蹲时，足跟不能离地。全蹲时，两上肢前平举。起立后，两臂下垂。如此反复 20 次，在 30 s 内匀速完成。当最后一个蹲起结束后，令受试者迅速坐下，测定恢复期第 1、第 2、第 3 min 的心率和血压，每 1 min 的前 10 s 测心率，后 50 s 测血压，并记录。

（3）15 s 原地疾跑，休息 4 min。受试者站立，以 100 m 赛跑的速度和强度原地跑 15 s跑完后立即坐下测恢复期第 1、第 2、第 3、第 4 min 的心率和血压，测量方法同前，并记录。

（4）3 min（女子和少儿运动员 2 min）原地高抬腿跑，休息 5 min。受试者站立，原地高抬腿跑 3 min（或 2 min），步频 180 次/min。跑完后立即坐下测恢复期第 1、第 2、第 3、第 4、第 5 min 的心率和血压，方法同前，并记录。

【结果评定】

将所测 10 s 的脉搏数乘以 6，换算成 1 min 脉搏数。根据所记录的脉搏数和血压的数据，绘制成曲线图。根据曲线图中脉搏、血压的变化特点可分为以下几种反应类型（见图 2－10）。

（1）正常型。运动后脉搏和收缩压适度上升（通常不超过 60 mmHg），舒张压下降4～10 mmHg或保持不变；负荷后 3～5 min 内脉搏、血压恢复至安静时水平。正常 30 s 20 次蹲起后即刻脉搏一般增加 5 次/10 s，即刻收缩压增加 15～20 mmHg，2～3 min 恢复；15 s 疾跑后即刻脉搏增加 10 次/10 s，即刻收缩压增加 30～40 mmHg，3～4 min 恢复；3 min（或 2 min）原地高抬腿跑后即刻血压增加 40～50 mmHg，舒张压下降 4～10 mmHg，4～5 min 恢复。

（2）紧张性增高型。即运动性高血压反应。负荷后第 1 min 收缩压明显升高，可达 180～200 mmHg 以上，舒张压也升高 10～20 mmHg，脉搏显著增加，恢复时间延长。

（3）无力型。负荷后第 1 min 收缩压上升不多（一般不超过 10～15 mmHg），甚至下降；舒张压变化无规律，可稍降或升高；脉压差增加较少或减少；脉搏显著增加，恢复时间延长。

（4）紧张性不全型。负荷后第1 min舒张压显著下降，甚至降至0 mmHg仍可听到音响，出现所谓的“无休止音”现象。此型分两种类型：一是“无休止音”现象持续2 min以上，且负荷后收缩压上升不明显，脉搏明显增加，恢复期延长；另一种是“无休止音”现象持续不超过1 min，且负荷后收缩压上升明显，脉搏明显增加，恢复较快。

（5）梯型。负荷后收缩压不是在第1 min升得最高，而是在第2或第3 min升至最高，之后才逐渐下降；舒张压变化无规律；脉搏明显增加，恢复时间延长。

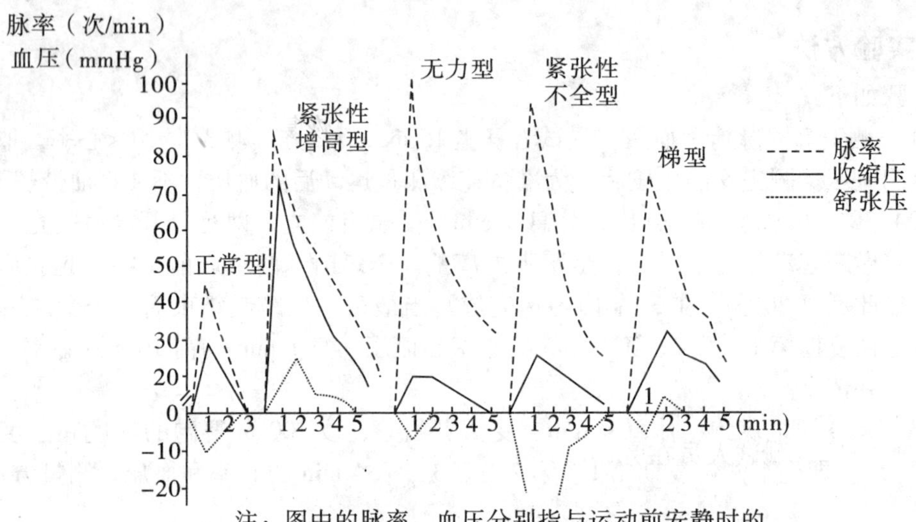

图2－10　一次负荷机能试验反应类型

【注意事项】

（1）整个试验负荷较大，测试时间较长，对机体提出的要求较高，只适合健康青年人和运动员。

（2）试验各部分之间应密切连接，严格限制时间，即完成30 s 20次蹲起后，立即测恢复期第1、第2、第3 min的心率和血压；紧接着做15 s原地快跑，测恢复期第1、第2、第3、第4 min的心率和血压；再接着做3 min（或2 min）原地高抬腿跑，测恢复期第1、第2、第3、第4、第5 min的心率和血压。

（3）有些技巧或力量性项目运动员的身体状况和运动成绩可能与试验结果不符，要做具体分析，反复测试。

（4）在评定反应类型时，如果类型反应不明确时，应以主要反应类型进行分析和评定。

【思考分析】

（1）在评定心功能方面，杜列诺夫联合机能试验存在哪些不足？

（2）杜列诺夫联合机能试验哪些反应类型可能引发运动晕厥？

（3）静力性运动与动力性运动心血管反应有何不同？同一姿势下，左手（或右手）、

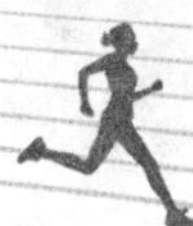

左下肢（或右下肢）与双下肢做最大负荷静力收缩时，心血管反应有何不同？

实验二　哈佛台阶试验

【实验目的】

评定心功能好坏。

【实验原理】

一般情况下，一定负荷范围内脉搏（或心率）随运动负荷的增加而增加。当停止运动后，脉搏恢复到安静水平需要一段时间。定量负荷后脉搏恢复快慢与心功能有很大的关系，机能良好者亚极限负荷后脉搏增加少，且脉搏恢复快，因而根据定量负荷后脉搏恢复情况可反映心功能好坏。

【实验器材】

台阶（高度：男子 50 cm，女子 42 cm）、节拍器、秒表、听诊器。

【实验方法】

受试者以每分钟 30 次的频率匀速（调节节拍器至 120 次/min，按 4 个节拍完成一次上下台阶，同时测试人员在旁边跟着节拍器节奏反复大声说："1，2，3，4。"）上下台阶，持续 5 min。负荷后令其坐于附近椅子上，测量恢复期第 2、第 3、第 5 min 前 30 s 的脉搏，并记录。

【结果评定】

计算台阶指数：

$$台阶指数=\frac{上下台阶运动时间（s）}{2\times 3\ 次测定的脉搏之和}\times 100$$

3 次脉搏之和是指每次 30 s 所测脉搏之和，无须换算。评定标准：台阶指数大于或等于 90，心血管机能为优；80 ~ 89 为良；65 ~ 79 为中；55 ~ 64 为下；小于 55 为差。

【注意事项】

（1）严格按规范动作和节奏完成试验。要求上台阶的时候双脚站在台阶中央；下台阶时全脚掌着地，身体和膝应充分伸直，不得跳跃或故意用力蹬踩，但允许换脚 1 ~ 2 次。

（2）若受试者中途连续 20 s 跟不上节奏，或身体感到不适，如出现头晕、心慌、恶心、面色苍白等症状，应立即中止试验，并从停止之时记录持续负荷的时间，恢复期脉搏的测量也从该时起计时。

（3）受试者上下台阶完成后，应立即坐下然后测恢复期脉搏。

【思考分析】

（1）在评定心功能方面，台阶试验有何不足？

(2) 影响台阶试验因素有哪些?

实验三 PWC_{170}试验

【实验目的】

了解心功能。

【实验原理】

PWC_{170}是指定量负荷运动时心率在170次/min稳定状态条件下的身体工作能力。人体在大肌肉群参与工作的情况下，心率在120～180次/min范围内，做功量（功率）与心率成线性关系。根据这种关系，受试者完成两次不同功率负荷，第一次心率超110次/min，第二次心率尽可能接近170次/min，通过已知负荷的心率，即可推算PWC_{170}。

【实验器材】

功率自行车，台阶（高度：男子40 cm，女子30 cm），体重计，秒表，Polar表或遥测心率仪。

【实验方法】

功率自行车法和台阶法。

(一) 功率自行车法

步骤如下：

(1) 调整功率车车座高度。踏车时前脚掌用力，踩至最低点时膝屈5°～15°为好。

(2) 估计并选择第一次负荷阻力即第一次负荷功率（N_1），蹬车3～5 min。记录最后30 s心率或负荷后即刻心率（换算成1 min心率，f_1）。

(3) 休息5 min。

(4) 确定第二次负荷阻力即第二次负荷功率（N_2），蹬车3～5 min。记录最后30 s心率或负荷后即刻心率（换算成1 min心率，f_2）。第一次和第二次负荷选择可参考表2－5（6 kg·m/min约等于1 W）。

表2－5　负荷功率选择方案（运动强度单位kg·m/min）

估计PWC_{170}(kg·m/min)	第一次负荷时运动强度	第一次负荷时心率（次/min）		
		100～120	120～130	130～140
		第二次负荷时运动强度		
<800	300～450	1 080	900	750
800～1 000	450～720	1 260	1 080	900
1 000～1 500	720～900	1 440	1 260	1 080
>1 500	900～1 080	1 800	1 440	1 260

（5）计算 PWC_{170}：两次负荷的功率与对应心率分别为 A（N_1，f_1）、B（N_2，f_2）。N_1、N_2：第一、第二次负荷时的功率；f_1、f_2：第一、第二次负荷时的心率（次/min）。由于心率在 100～180 次/min 时心率与完成负荷（功率）呈直线相关，因而该被试者的 PWC_{170} 为：

$$PWC_{170} = N_2 + \frac{N_2 - N_1}{f_2 - f_1} \times (170 - f_2)$$

（二）台阶法

步骤如下：

（1）受试者称体重，并静坐休息 15 min。

（2）第 1 次负荷：受试者以 20 次/min 的频率，上下 40 cm 高的台阶（女子用 30 cm）持续运动 5 min，测定运动后即刻心率，再换算成 1 min 的心率。

（3）休息 3 min。

（4）第 2 次负荷：上下台阶频率 30 次/min，其他同第 1 次负荷。

（5）计算 PWC_{170}。

第一，台阶负荷功率计算公式为 $N = 4Phn \div 3$，其中 P 为体重（kg），h 为台阶高度（m），n 为蹬台阶频率（次/min），功率单位：千克・米/分（kg・m/min）。分别计算两次台阶负荷功率 N_1、N_2。

第二，计算 PWC_{170}：公式同功率车法。

【结果评定】

PWC_{170}越高，提示身体做功能力越强。成年男子约每千克体重 15 kg・m/min，女子每千克体重 12 kg・m/min。我国优秀男运动员则可达每千克体重 20～25 kg・m/min，女运动员可达每千克体重17～20 kg・m/min。

【注意事项】

（1）测试前，受试者应有充足的休息。测验前至少 1 h 不应进食、饮水、吸烟。

（2）蹬车时间：受试者在进行定量负荷运动时，当身体功能动员起来并达到稳定状态后再进行蹬 30 s 即可，绝大多数受试者运动 3 min 就可达到相对稳定状态的水平。因此，试验中蹬车时间不宜过长（一般不要超过 6 min），否则，体力消耗过大。

（3）第一次负荷的功率在心率达到 110～120 次/min 左右为宜，第二次负荷的功率可根据第一次负荷后的心率来确定，以接近 170 次/min 心率的负荷为宜。蹬车频率固定在 50 或 60 转/分（rpm）较好。

（4）两次负荷之间应休息 5 min，一般可坐在车上休息。

（5）如果没有心电监护仪或遥测心率仪，可以用手触脉搏的方法计数。

（6）对于儿童可优先选择台阶法。

（7）可间接推算最大摄氧量。根据卡尔普曼（1977 年）公式推算如下：

第一，运动员：最大摄氧量（mL/min）$= 2.2 \times PWC_{170} + 1\ 070$；

第二，普通人：最大摄氧量（mL/min）$= 1.7 \times PWC_{170} + 1\ 240$；

第三，公式中 PWC_{170} 单位为 kg · m/min。

【思考分析】

（1）影响 PWC_{170} 试验因素有哪些?

（2）用台阶和功率车法测 PWC_{170} 各有何优缺点?

实验四 最大摄氧量试验

【实验目的】

评定机体最大有氧能力。

【实验原理】

当人体在进行递增性的大肌肉体系参加的力竭性耐力运动时，虽然增加运动强度，而受试者的摄氧量不再随强度增加而增加，或增加甚微（< 每千克体重 2mL/min），这时的摄氧量便是受试者的最大摄氧量。另外，在一定范围内摄氧量与心率呈线性关系，因而根据亚极限负荷时心率可间接推算。

【实验器材】

功率自行车、跑台、心肺功能自动分析仪、心率监测仪、酒精、棉球；台阶（高度：男子 40 cm，女子 33 cm）、体重计、节拍器、秒表、听诊器、Åstrand 与 Ryhming 列线图、直尺。

【实验方法】

有直接测定和间接测定两种方法。

（一）直接测定

采用功率车或跑台进行极限递增负荷试验。

1. 功率车法

步骤如下：

（1）了解受试者健康状况与运动史，并称重。

（2）气体代谢分析仪的气体成分校准与气量校准。

（3）根据不同类型的心率记录仪的使用说明，安装好心率记录仪。

（4）令受试者坐上功率自行车，同前述试验调整功率车车座高度。受试者适应 3 min 后，按表 2-6“准备活动”一栏所示强度踏车 3～5 min 作为准备活动。

（5）戴好三通活塞嘴罩，连接气体代谢分析仪，再次检查心率监护仪。打开气体分析软件，观察心率、通气量、耗氧量、呼吸商等是否正常。正常即可进入递增负荷测试。

（6）准备活动完成休息 5 min 后，按照以下持续递增负荷的程序进行踏车至力竭。

表 2-6　功率车极限递增负荷试验方案

	运动时间（min）	踏车功率（W）			踏车速度（rpm）
		体质一般	体质好	体质优	
准备活动	3～5	25	75	150	60
正式试验	2	50			60
	2	75			60
	2	100	100		60
	2	125	125		60
	2	150	150		60
	2	175	175	175	60
	2	200	200	200	60
	2		225	225	60
	2		250	250	60
	2			275	60
	2			300	60
	2			325	60

力竭判定标准：①呼吸商大于 1.15，心率大于 180 次/min；②心率在最大预测值的 10 次/min 上下，主观感觉到非常累，几乎达到力竭状态；③两级摄氧量差在 5% 以下或每千克体重 2 mL/min 以下；④继续运动摄氧量下降。

（7）测试完成后，存贮测试数据，打印测试报告。

2. 跑台递增负荷试验

按改良 Bruce 方案，步骤同功率车，其中第 4 步，在跑台上慢跑 3 min 作为准备活动（心率 120 次/min 左右），第 6 步按表 2-7 程序至力竭。

表 2-7　改良 Bruce 运动试验方案

分级	速度		坡度（%）	时间（min）	摄氧量（$mL/kg^{-1} \cdot min^{-1}$）	代谢当量（Mets）
	（km/h）	（m/min）				
0	2.7	45	0	3	5.0	1.4
1	2.7	45	10	3	16.5	4.7
2	4.0	67	12	3	24.8	7.1
3	5.5	92	14	3	35.7	10.2
4	6.8	113	16	3	47.3	13.5

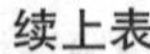

续上表

分级	速度		坡度（%）	时间（min）	摄氧量	代谢当量
	(km/h)	(m/min)			(mL/kg^{-1}·min^{-1})	(Mets)
5	8.0	133	18	3	60.5	17.3
6	8.9	148	20	3	71.4	20.4
7	9.7	162	22	3	83.3	23.8

注：坡度1度=1.75%。

（二）间接测定

采用台阶、功率自行车进行亚极限负荷间接推算法。

1. 功率自行车法

步骤如下：

安装好心率监测仪后，受试者坐上功率车，同前调整功率车车座高度。适应3 min后，以50 W（或25 W）强度（速度最好固定为50或60 rpm）踏车3 min作为准备活动，休息5 min后，令受试者以一定负荷运动6 min（心率要求在120～170次/min，普通男子可选100 W、150 W、200 W、250 W中的一负荷，女子可选80～150 W中任一负荷）。运动至第3 min时记录最后30 s心率，如心率在要求范围内，则继续运动至第6 min结束，记录运动结束前30 s心率，再换算成每分钟心率值并记录，如运动至第3 min时心率低于要求的范围，则负荷立即增加25～75 W，如高于要求范围，则负荷立即降低25～50 W，继续运动至第6 min，记录第6 min最后30 s心率，如在心率要求范围，则运动至第9 min结束，记录最后30 s心率。然后根据负荷与负荷后心率用Åstrand与Ryhming列线图法推算最大吸氧量。最后根据年龄或最大心率修正最大吸氧量值，用最大吸氧量值乘以年龄修正系数（见表2－8）。

表2－8　推算最大吸氧量的年龄修正系数（Åstrand，1960）

年龄	修正系数	最大心率（次/min）	修正系数
15岁	1.10	210	1.12
25岁	1.00	200	1.00
35岁	0.87	190	0.93
40岁	0.83	180	0.83
45岁	0.78	170	0.75
50岁	0.75	160	0.69
55岁	0.71	150	0.64
60岁	0.68		
65岁	0.65		

2. **台阶法**

步骤如下：

（1）测量受试者体重。

（2）令受试者以 22.5 次/min 的速度上下台阶（高度：男子 40 cm，女子 33 cm）5 min，测运动后即刻 10 s 的心率，再换算成每分钟脉搏值并记录。

（3）根据受试者体重和负荷后心率由图 2－11 与表 2－8 推测最大吸氧量。

【结果评定】

（1）间接法根据 Åstrand 与 Ryhming 列线图法，台阶法在相应的坐标位置上分别标出受试者的体重和负荷后心率两点，功率车法在相应的坐标位置上分别标出受试者的负荷（W）和负荷后心率两点。用直尺连接两点，连线通过最大吸氧量（$\dot{V}O_{2max}$）标度尺上的数值，即为受试者的最大吸氧量（见图 2－11）。

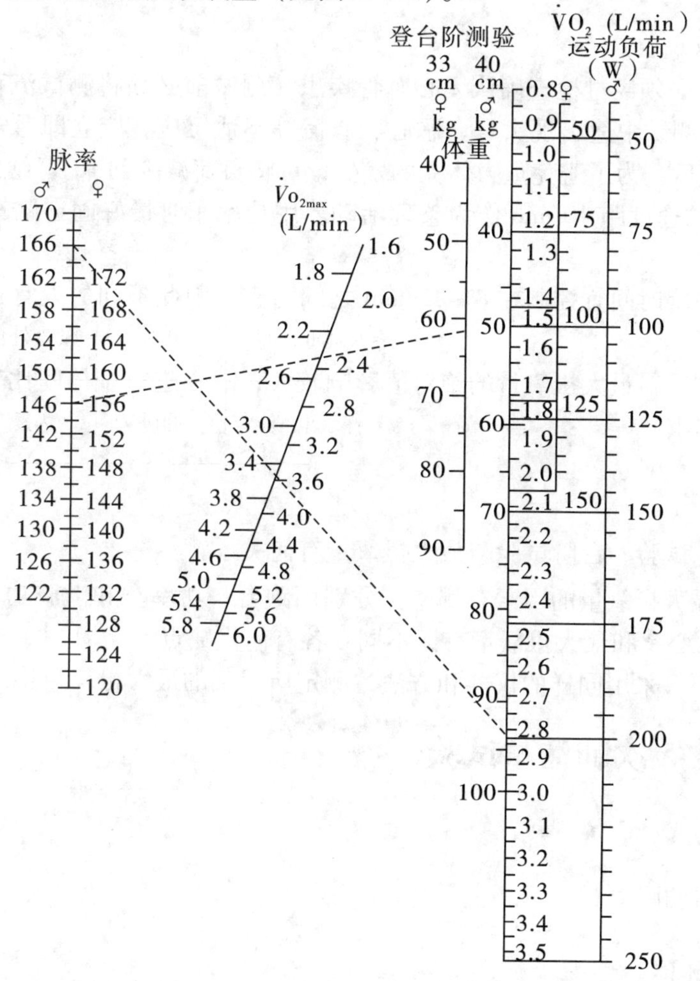

图 2－11　用亚极量运动后的心率预测最大摄氧量的列线图（依 Åstrand，1977）

(2) 最大摄氧量评定参考标准：见表2-9。其中评定为中下相当于平时不爱好运动的健康者，中上相当于一般运动员水平，极优秀相当于世界级耐力运动员水平。

表2-9　最大摄氧量评定

单位：mL/kg^{-1} · min^{-1}

	男（18~22岁）	男（40~50岁）	女（18~22岁）	女（40~50岁）
中下	43	36	38	27
中等	50	46	43	39
中上	57	52	53	44
优秀	70	>60	63	>50
极优秀	>80		>70	

（引自 www. exrx. net）

【注意事项】

(1) 受试者必须经过检查确认无心血管疾患，测试前必须将测试流程、要求向受试者交代清楚。若测试中途出现头晕、恶心、心慌等不适反应，应立即通知检查者并停止运动。实验终止后，为了避免重力休克的发生，可将负荷减少到10 W继续踏车或在跑台上以2.7 km/h的速度跑10 min作为整理活动。用功率车时最好固定踏车速度（即与准备活动相同速度）。

(2) 达到力竭时间宜控制在8~12 min之间为宜，因此不同的人宜选用不同的起始负荷。

(3) 鉴于体重对最大摄氧量的绝对值影响较大，故在进行个体间比较时宜采用相对值（绝对值÷体重）。

【思考分析】

(1) PWC_{170}试验、台阶试验与最大摄氧量有何关系？

(2) 影响最大摄氧量的因素有哪些？分别用跑台、功率车和上肢功率车做极限递增负荷试验时最大心率和最大摄氧量有无不同？各有何优缺点？

(3) 在高原，采用同样的仪器和方法，测定所得到的最大摄氧量将出现何种变化？

实验五　5次肺活量试验

【实验目的】

测定呼吸肌的耐力。

【实验器材】

电子肺活量计、秒表、呼吸面罩、75%酒精棉球。

【实验方法】

连续测 5 次肺活量，每次间隔 15 s（包括吹气时间在内），记录各次结果。

【结果评定】

（1）机能良好：各次肺活量数值基本相同或逐次增加。
（2）机能不良：肺活量数值逐次下降，特别是最后两次明显下降。

【注意事项】

15 s 时间既包括吹气时间，也包括休息时间，因此在 75 s 之内测量 5 次肺活量。

【思考分析】

（1）肺功能与运动有何相互影响？
（2）5 次肺活量试验与用力肺活量有何关系？

第三节　肌肉力量和耐力检查

实验一　肌肉力量检查

【实验目的】

测定肌肉等长收缩和等张收缩的力量大小。

【实验器材】

检查床、椅子、便携式肌力测试仪器、握力计、背力计、杠铃及卧推架、蹬腿器等。

【实验方法】

肌力分为静力性肌力（等长肌力）和动力性肌力（传统上分为等张和等速肌力）。由于等速肌力需专门的等速测试仪，这里不做介绍，请参考相关教材。

（一）等长肌力检查

1. 各肌肉抗阻试验

主要采用定性检查（徒手肌力检查）或定量检查（肌肉等长收缩时用测力计）。肌肉抗阻试验对肌肉损伤的诊断具有重要意义。主要的肌肉抗阻试验有如下一些（见图 2－12）。

（1）股四头肌抗阻试验：受试者坐于检查床上，小腿置于床缘外并自然悬垂，双手可后撑以固定骨盆。检查者阻力加在小腿下端前部，嘱受试者分别于膝屈 90°、30° ～

50°、20°~30°时伸膝。

（2）腘绳肌抗阻试验：受试者俯卧，髋中立位，膝屈，检查股二头肌时小腿呈外旋位，检查半腱半膜肌时小腿呈内旋位。检查者阻力加在小腿下端后面，嘱受试者在膝屈90°时屈膝。

（3）大腿内收肌抗阻试验：受试者侧卧，双下肢伸。检查者阻力加在膝部内侧使大腿外展，嘱受试者内收大腿。

（4）臀中肌抗阻试验：受试者侧卧，靠桌面的下肢髋、膝轻度屈曲，上面的肢体伸直。检查者阻力加在大腿远端使大腿内收，嘱受试者大腿外展。

（5）缝匠肌抗阻试验：受试者床边坐，双下肢置于床缘外并自然下垂。检查者阻力加在小腿下端，嘱受试者做踢毽样动作，即屈髋、外展、外旋，屈膝。

（6）腓肠肌抗阻试验：受试者俯卧，下肢伸直，双足在床缘外。检查者阻力加在跟骨后面向下推，嘱受试者足跖屈。

（7）胫前肌抗阻试验：受试者坐于床边，膝屈。检查者阻力加在前足的内侧面向着跖屈和外翻方向，嘱受试者足背屈内翻。

（8）胫后肌抗阻试验：受试者测试腿侧侧卧，上面的腿屈膝，下面的测试腿伸直，踝轻度跖屈。检查者阻力加在前足的内侧面向着外翻方向，嘱受试者足内翻。

（9）腓骨肌抗阻试验：受试者测试腿对侧侧卧，上面的测试腿伸直，踝轻度跖屈。检查者阻力加在前足的外侧面向着内翻方向，嘱受试者足外翻。

（10）竖脊肌抗阻试验：受试者俯卧，胸以上部位在桌缘外下垂30°，固定下肢。检查者阻力加在背部，嘱受试者背伸。该测试也包含腰方肌肌力。

（11）腹直肌抗阻试验：受试者仰卧，髋屈和膝屈90°，双足踩于地面，双手交叉置于肩部或置于头后。检查者阻力加在胸骨上部，固定骨盆和下肢，嘱受试者头和肩抬高至肩胛骨刚离开台面为止（腰部不动）。该动作主要反映上腹肌肌力。下腹肌抗阻试验时可采用反向仰卧起坐方式测试：仰卧髋屈90°，阻力加在大腿远端，嘱受试者用力将双膝拉向胸部且臀部抬起离开台面。

（12）髂腰肌抗阻试验：受试者床边坐，屈膝，双足踩在地面，固定骨盆。检查者阻力加在大腿远端前面，嘱受试者屈髋。

（13）腰方肌抗阻试验：受试者仰卧，下肢伸直。检查者握踝向远端拉，嘱受试者向头侧拉腿。

（14）臀大肌抗阻试验；受试者俯卧，髋中立位，膝屈90°。检查者阻力加在大腿远端后面，嘱受试者伸髋。

（15）三角肌抗阻试验：三角肌中部抗阻试验时，受试者坐位，上臂外展至90°，掌心向下。检查者阻力加上臂远端上方，嘱受试者上举。三角肌前部抗阻试验时，受试者坐位，上臂前屈至90°，掌心向下。检查者阻力加上臂远端上方，嘱受试者前上举。三角肌后部抗阻试验时，受试者俯卧，肩外展至90°，肘屈90°，前臂在床缘外下垂。检查者阻力加在上臂远端上方，嘱受试者抬臂。

（16）胸大肌抗阻试验：受试者仰卧，肩前屈90°，肘屈90°位。检查者阻力加在上臂远端内侧，嘱受试者水平内收。

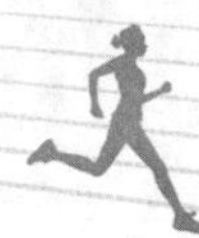

（17）斜方肌抗阻试验：斜方肌上部/肩胛提肌抗阻试验时，受试者坐位，双臂于体侧自然放下。检查者阻力加在肩锁关节上方，嘱受试者耸肩。斜方肌中部抗阻试验时，受试者俯卧，上肢肩外展至90°，肘屈90°，掌心向内置于检查床上，此测试位肩胛骨应无抬起。检查者一手置于肩胛骨内缘，另一手加阻力（向下）在上臂，嘱受试者手臂抬离床面（观察测试位能否维持判定）。斜方肌下部抗阻试验时，上肢外展至130°，其他同斜方肌中部检查判定，或按下面方法检查。受试者俯卧，上肢呈伸直位伸向头侧前伸，掌心向下。检查者一手置于肩胛骨下方内缘，另一手拉住上臂，嘱受试者手臂向上略抬离床面然后向下内收。

（18）前锯肌抗阻试验：受试者仰卧，上肢伸直，肩前屈90°朝上。检查者阻力加在上臂和前臂远端向下压，嘱受试者将整个手臂向上伸。

（19）冈上肌抗阻试验：受试者坐或站，上肢伸直，外展90°，水平内收30°，大拇指朝下。检查者阻力加在前臂远端，嘱受试者抬手臂。

（20）冈下肌抗阻试验：受试者坐或站，上臂自然下垂，肘屈90°，掌心向内。检查者阻力加在前臂远端外侧，嘱受试者前臂向外用力。

（21）小圆肌抗阻试验：受试者站立，肩外展90°，肘屈90°，前臂水平位掌心向下。检查者阻力加在前臂远端背面，嘱受试者手背向上做前臂外旋运动。

（22）肩胛下肌抗阻试验：受试者坐或站，手臂向后置于腰部，掌心向外。检查者阻力加在手掌，嘱受试者手掌向外用力。

（23）肱二头肌抗阻试验：受试者坐或站，上臂自然下垂，肘屈90°，掌心向上。检查者阻力加在前臂远端，嘱受试者屈肘。

（24）肱三头肌抗阻试验：受试者仰卧，肩前屈至90°，肘屈，固定上臂。检查者阻力加在前臂远端，嘱受试者伸肘。

（25）腕屈肌群抗阻试验：受试者坐或站，前臂旋前。检查者阻力加在掌背，嘱受试者伸腕。

（26）腕伸肌群抗阻试验：受试者坐或站，前臂旋后。检查者阻力加在掌侧，嘱受试者屈腕。

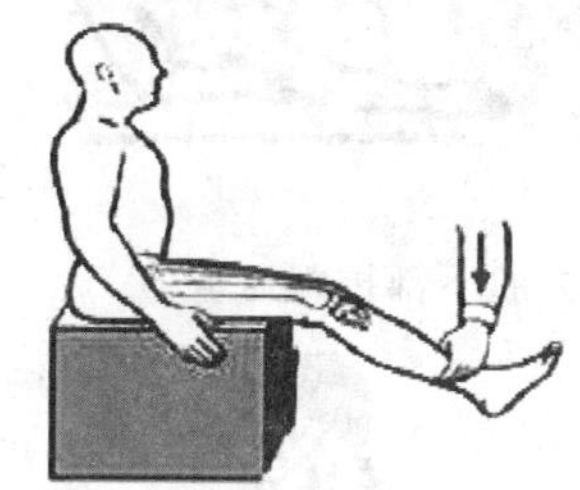

股四头肌抗阻试验

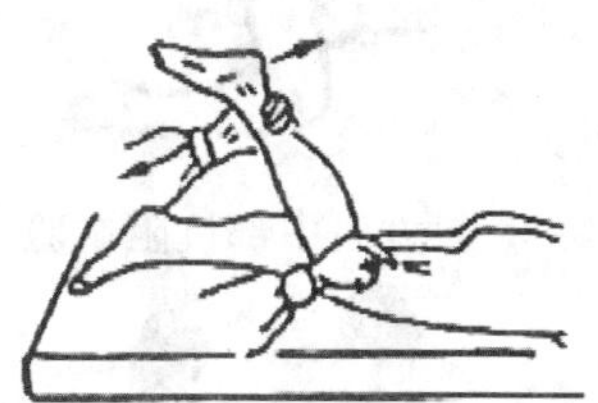

腘绳肌抗阻试验

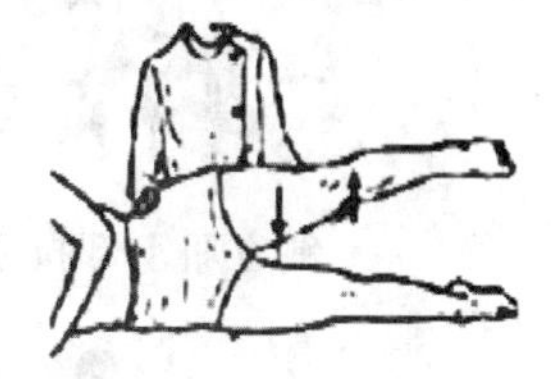

大腿内收肌抗阻试验

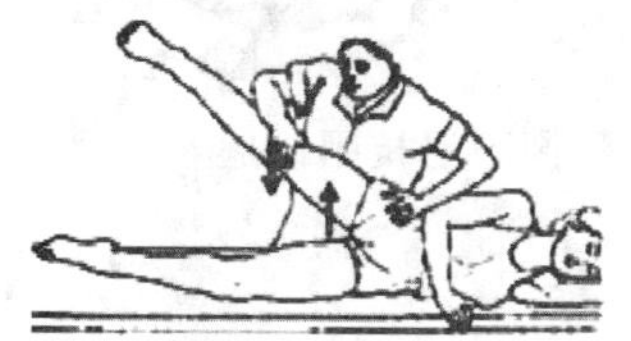

臀中肌抗阻试验

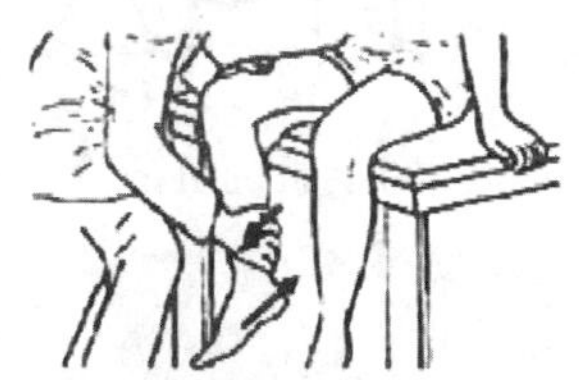

缝匠肌抗阻试验

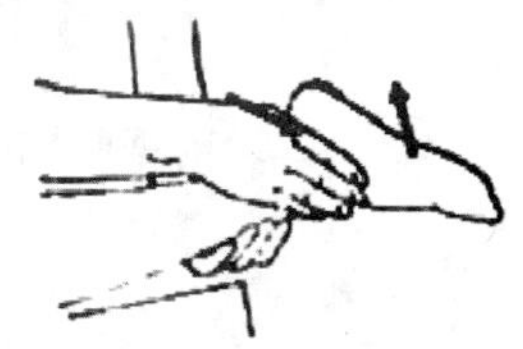

腓肠肌抗阻试验

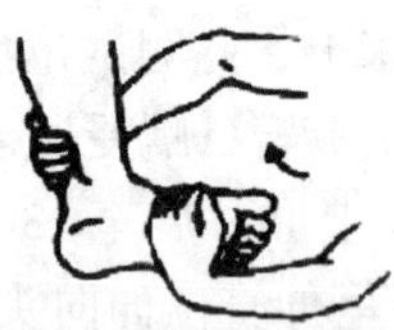
胫前肌抗阻试验

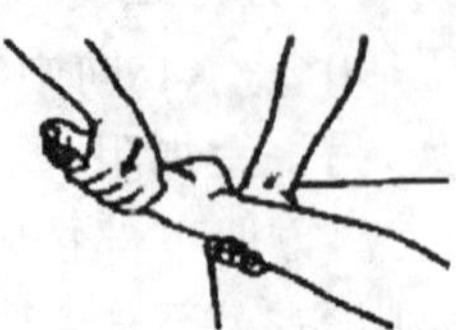
胫后肌抗阻试验

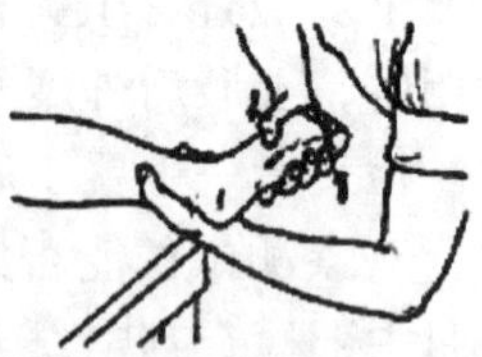
腓骨肌抗阻试验

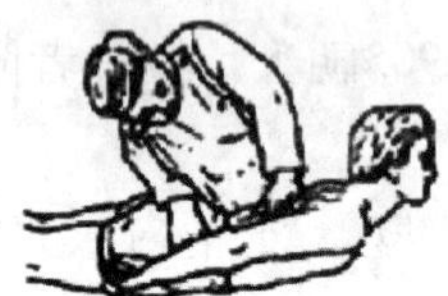
竖脊肌抗阻试验

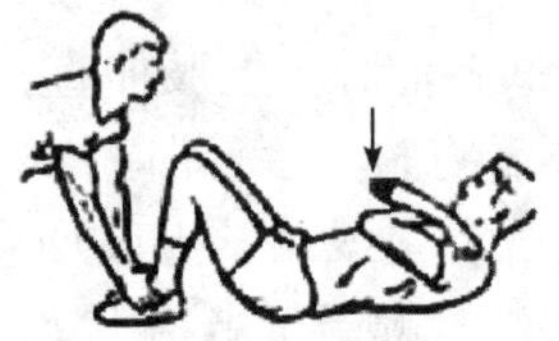
腹直肌抗阻试验

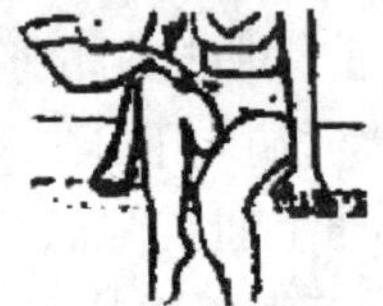
髂腰肌抗阻试验

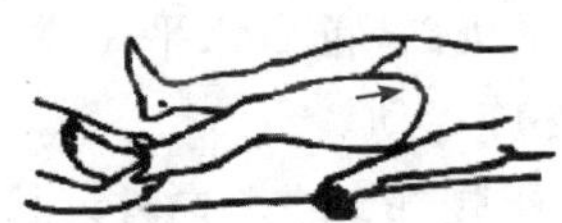
腰方肌抗阻试验

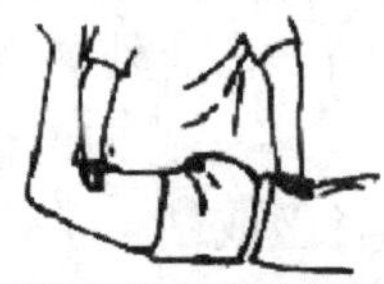
臀大肌抗阻试验

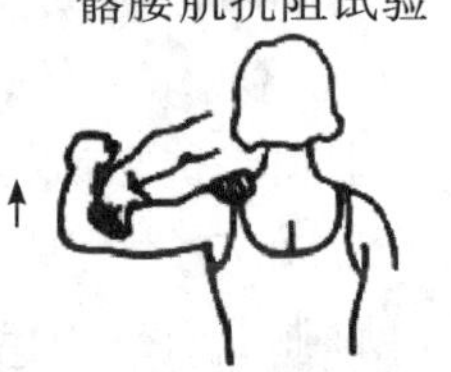
三角肌中部抗阻试验

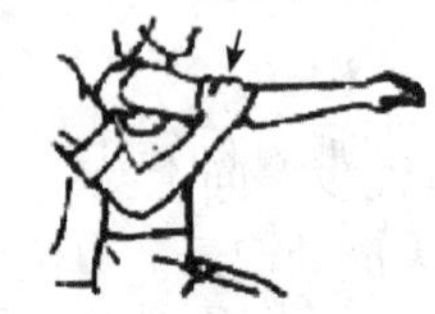
三角肌前部抗阻试验

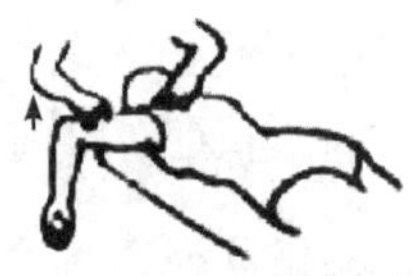
三角肌后部抗阻试验

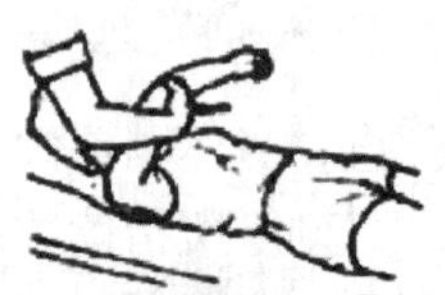
胸大肌抗阻试验

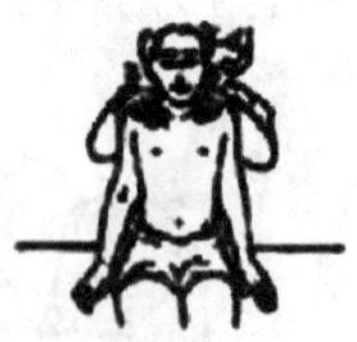
斜方肌上部抗阻试验

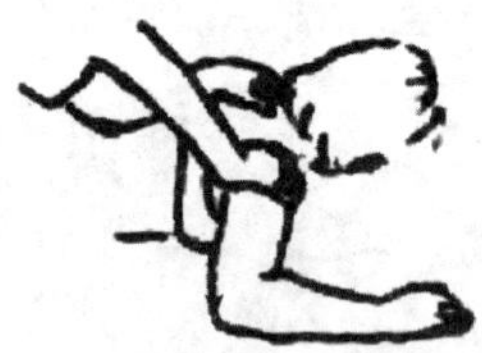
斜方肌中部抗阻试验

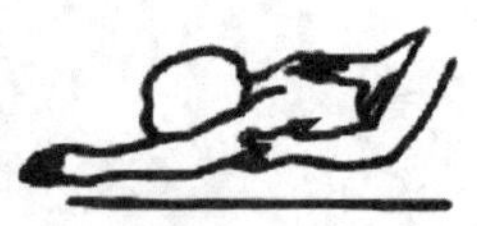
斜方肌下部抗阻试验

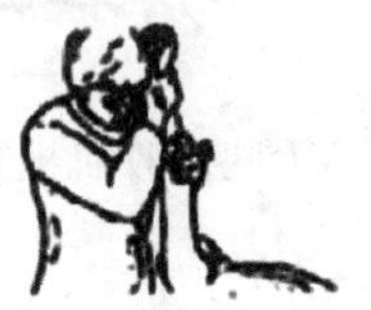
前锯肌抗阻试验

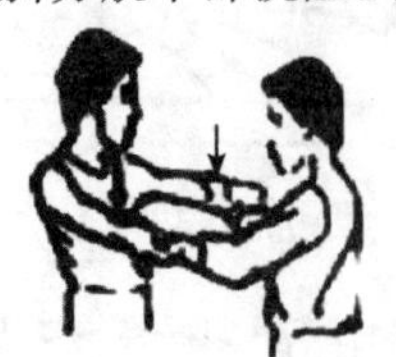
冈上肌抗阻试验

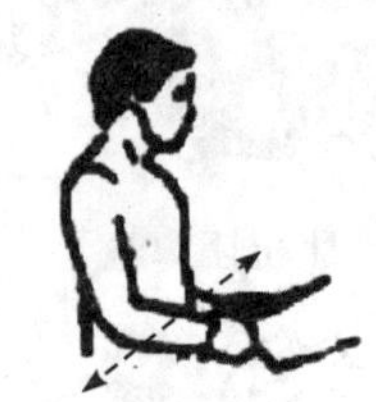
冈下肌抗阻试验

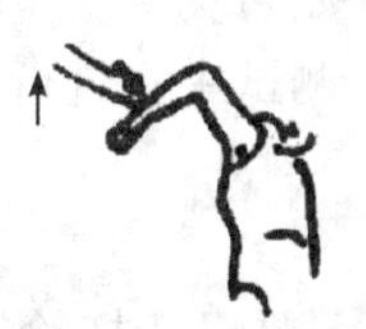
小圆肌抗阻试验

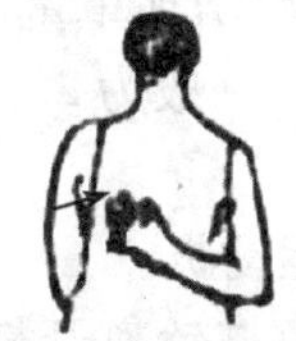
肩胛下肌抗阻试验

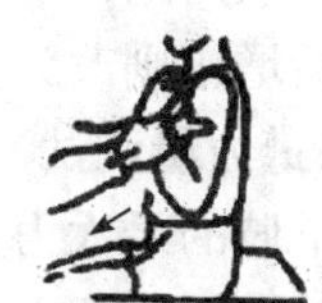
肱二头肌抗阻试验

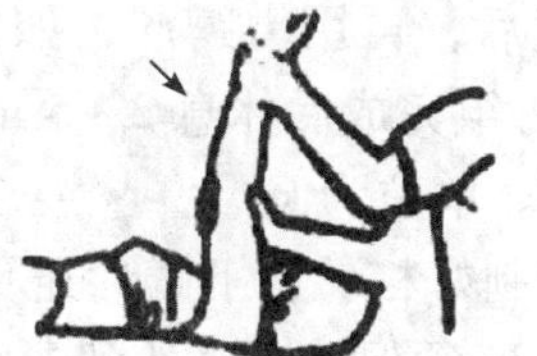
肱三头肌抗阻试验

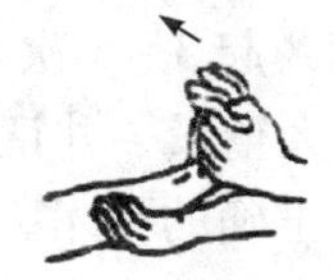
腕屈肌抗阻试验

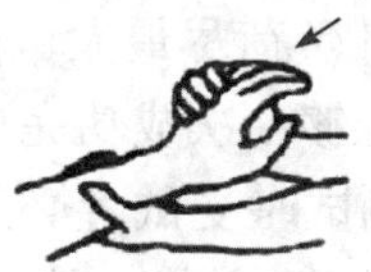
腕伸肌抗阻试验

图 2－12 各肌群抗阻试验

2. 握力的测定

受试者自然站立，两臂下垂，一手握握力计（测力手的前臂可置于肘屈0°～90°任一位置，并呈中立位，上臂不动，头不要偏离正中位），嘱受试者用最大力气快速地紧握上下两个握柄，指针停摆时的刻度即握力值。左右手各测 3 次（同手各次间休息至少 30～60 s），取其中最好一次作为成绩记录。单位为 kg。

3. 背力的测定

受试者站在背力计底盘上，握杆高度调节至受试者自然站立时髌骨上缘处，测定时肘和膝伸直，身体稍前倾（约 30°），双手正握拉杠，用最大力气缓慢向上拉，至指针不再移动为止。刻度所指读数即背力值。测量 3 次，取最好一次作为成绩记录。单位为 kg。

（二）等张肌力的测定

等张肌力即恒定外负荷动力练习，不同肌群皆有相应等张肌力测试动作。最大等张肌力测试前要做好准备活动，充分热身和牵拉，用预估的 40%～60% 1RM 负荷做 5～10 次测试动作准备练习，休息 1～2 min 后确保在最佳状态下投入测试，避免发生损伤。正式测试时起始负荷：以预测 60%～80% 1RM 负荷做 3～5 次，休息 2～5 min 后，逐渐递增负荷（5%～10%），直至仅能做一次。新手一般试 6～7 次后达 1RM，力量运动员起始负荷可用 80%～90%1RM，一般试 3～5 次后达 1RM。这里仅介绍卧推和负重深蹲两种。

1. 卧推力量测试

直接测试上肢的最大力量，适用于运动员。

受试者躺在卧推凳上，屈膝，两脚分开着地，从杠铃架上双手正握紧杠铃（握距稍宽于肩），使杠铃下降至碰到胸部，然后用力上推杠铃，直到肘部完全伸直，如此起始以预测 60%～80%1 RM 负荷尽最大可能连续推起 3～5 次。每组完成后休息 2～5 min，逐渐增加负荷，测试仅能够一次成功完成的最大重量，并记录。单位为 kg。

卧推测试时要完全控制杠铃，开始时必须使杠铃杆贴近胸部，推起后肘关节完全伸直。在推举过程中，要始终保持后背上部和臀部贴在板凳上，双脚平放在地面上；每次

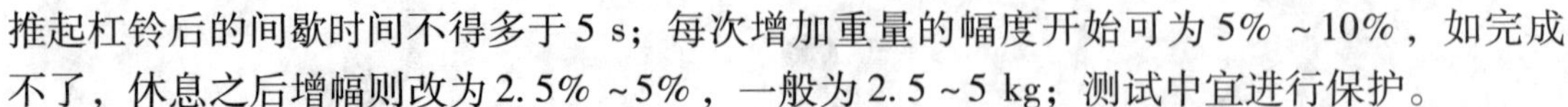

推起杠铃后的间歇时间不得多于5 s；每次增加重量的幅度开始可为5% ~10%，如完成不了，休息之后增幅则改为2.5% ~5%，一般为2.5 ~5 kg；测试中宜进行保护。

2. **负重深蹲力量测试**

直接测试下肢的最大力量，适用于运动员。

杠铃必须放在杠铃架上。受测者肩负杠铃离开杠铃架后，要保持杠铃杆平衡置于肩背中部，挺胸展肩，两手自然握住杠铃杆，并用拇指锁住杠铃杆，两脚自然分开与肩同宽，用全脚掌着地，全蹲下去，达到参照标志杆角度后，再用力蹲起，如此起始以预测60% ~80% 1RM 负荷尽最大可能连续蹲起3 ~5 次。每组完成后休息2 ~5 min。逐渐增加负荷，测试仅能够一次成功完成的最大重量，并记录。单位为kg。

负重深蹲测试时受试者必须掌握正确的技术，控制好杠铃，下蹲后避免低头、弯腰、躯干过分前倾或两膝并拢，整个动作过程要目视前方；必须保持全蹲达到参照标志杆角度；每次深蹲完成后的间歇时间不得超过5 s；每次增加重量的幅度开始可为10% ~20%，如完成不了，休息之后增幅则改为5% ~10%，一般为5 ~10 kg；测试中注意保护。

【结果评定】

（1）抗阻试验时采用双侧对比评定。

（2）握力评定：根据握力指数评定，握力指数 = 最大握力（kg）/体重（kg）。成年普通男子握力指数正常为0.50 ~0.80，低于0.50为较弱，高于0.80为较强或强；成年女子正常为0.40 ~0.70，低于0.40为较弱，高于0.70为较强或强；或参照表2 -10评定。

表2 -10　握力评定标准

单位：kg

年龄	男			女		
	较弱	正常	强	较弱	正常	强
10 ~11 岁	<12.6	12.6 ~22.4	>22.4	<11.8	11.8 ~21.6	>21.6
12 ~13 岁	<19.4	19.4 ~31.2	>31.2	<14.6	14.6 ~24.4	>24.4
14 ~15 岁	<28.5	28.5 ~44.3	>44.3	<15.5	15.5 ~27.3	>27.3
16 ~17 岁	<32.6	32.6 ~52.4	>52.4	<17.2	17.2 ~29.0	>29.0
18 ~19 岁	<35.7	35.7 ~55.5	>55.5	<19.2	19.2 ~31.0	>31.0
20 ~24 岁	<36.8	36.8 ~56.6	>56.6	<21.5	21.5 ~35.3	>35.3
25 ~29 岁	<37.7	37.7 ~57.5	>57.5	<25.6	25.6 ~41.4	>41.4
30 ~34 岁	<36.0	36.0 ~55.8	>55.8	<21.5	21.5 ~35.3	>35.3
35 ~39 岁	<35.8	35.8 ~55.6	>55.6	<20.3	20.3 ~34.1	>34.1
40 ~44 岁	<35.5	35.5 ~55.3	>55.3	<18.9	18.9 ~32.7	>32.7
45 ~49 岁	<34.7	34.7 ~54.5	>54.5	<18.6	18.6 ~32.4	>32.4

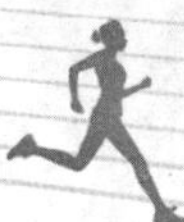

续上表

年龄	男			女		
	较弱	正常	强	较弱	正常	强
50~54 岁	<32.9	32.9~50.7	>50.7	<18.1	18.1~31.9	>31.9
55~59 岁	<30.7	30.8~48.5	>48.5	<17.7	17.7~31.5	>31.5
60~64 岁	<30.2	30.2~48.0	>48.0	<17.2	17.2~31.0	>31.0
65~69 岁	<28.2	28.2~44.0	>44.0	<15.4	15.4~27.2	>27.2
70~79 岁	<21.3	21.3~35.1	>35.1	<14.7	14.7~24.5	>24.5

（引自 Camry Electronic Hand Dynemometer Instruction manual）

（3）背力评定：根据背力指数评定，背力指数 = 背力实测值（kg）/体重（kg）。普通男子背力指数正常为1.5~2.0，低于1.5为较弱，高于2.0为较强或强；女子正常为1.0~1.5，低于1.0为较弱，高于1.5为较强或强；或参照表2-11评定。

表2-11　背力评定标准（依据广州市体质测试数据制定）

单位：kg

年龄	男			女		
	较弱	正常	强	较弱	正常	强
7 岁	<27.0	27.0~62.0	>62.0	<24.0	24.0~54.0	>54.0
8 岁	<34.0	34.0~70.0	>70.0	<27.0	27.0~57.0	>57.0
9 岁	<36.0	36.0~76.0	>76.0	<34.0	34.0~67.0	>67.0
10 岁	<40.0	40.0~84.0	>84.0	<38.0	38.0~78.0	>78.0
11 岁	<48.0	48.0~102.0	>102.0	<41.0	41.0~82.0	>82.0
12 岁	<58.0	58.0~124.0	>124.0	<44.0	44.0~90.0	>90.0
13 岁	<68.0	68.0~134.0	>134.0	<49.0	49.0~95.0	>95.0
14 岁	<80.0	80.0~144.0	>144.0	<53.0	53.0~98.0	>98.0
15 岁	<90.0	90.0~164.0	>164.0	<55.0	55.0~100.0	>100.0
16 岁	<96.0	96.0~168.0	>168.0	<56.0	56.0~101.0	>101.0
17~19 岁	<102.0	102.0~174.0	>174.0	<57.0	57.0~103.0	>103.0
20~24 岁	<104.0	104.0~176.0	>176.0	<59.0	59.0~106.0	>106.0
25~39 岁	<106.0	106.0~180.0	>180.0	<60.0	60.0~108.0	>108.0

（4）卧推评定：一般根据卧推重与体重比值评定，男子的比值≥1.4为优秀，1.2~1.4为中上，1.0~1.2为中等，0.8~1.2为较差，<0.8为差；女子的比值≥0.85为优

秀，0.7～0.85 为中上，0.6～0.7 为中等，0.5～0.6 为较差，<0.5 为差；或参照表 2－12 评定。表中较差相当于平时未锻炼的健康者，中等相当于已有 3～4 个月力量练习的新手；中上相当于已有 2～3 年的力量练习；优秀相当于一般专业运动员水平。

表 2－12　卧推评定标准

单位：kg

成年男					
体重	较差	中等	中上	优秀	非常优秀
52	37.5	50.0	60.0	82.5	100.0
56	40.0	52.5	62.5	90.0	110.0
60	45.0	57.5	70.0	95.0	117.5
67	50.0	65.0	77.5	107.5	132.5
75	55.0	70.0	85.0	115.0	145.0
82	60.0	75.0	90.0	125.0	157.5
90	62.5	80.0	97.5	132.5	162.5
100	62.5	82.5	102.5	137.5	172.5
110	65.0	85.0	105.0	142.5	180.0
125	67.5	87.5	107.5	147.5	185.0
145	70.0	90.0	112.5	152.5	190.0
145 +	72.5	92.5	115.0	155.0	192.5
成年女					
体重	较差	中等	中上	优秀	非常优秀
44	22.5	30.0	35.0	42.5	52.5
48	25.0	32.5	37.5	45.0	57.5
52	27.5	35.0	37.5	50.0	62.5
56	30.0	37.5	40.0	52.5	65.0
60	32.5	40.0	42.5	57.5	67.5
67	35.0	40.0	47.5	62.5	75.0
75	37.5	42.5	52.5	65.0	85.0
82	37.5	50.0	56.0	72.5	90.0
90	40.0	52.5	60.0	75.0	95.0
90 +	42.5	55.0	62.5	80.0	100.0

（引自 www.exrx.net）

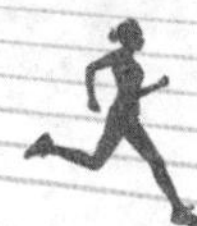

（5）负重深蹲评定：一般根据负重深蹲重与体重比值评定，男子的比值≥2.0为优秀，1.5~2.0为中上，1.2~1.5为中等，0.8~1.2为较差，<0.8为差；女子的比值≥1.3为优秀，1.0~1.3为中上，0.8~1.0为中等，0.5~0.8为较差，<0.5为差；或参照表2-13。表中分级同卧推。

表2-13　负重深蹲评定标准

单位：kg

成年男					
体重	较差	中等	中上	优秀	非常优秀
52	35.0	65.0	80.0	107.5	145.0
56	37.5	70.0	87.5	117.5	157.5
60	40.0	77.5	92.5	127.5	167.5
67	45.0	85.0	105.0	142.5	185.0
75	50.0	92.5	112.5	155.0	202.5
82	55.0	100.0	122.5	167.5	217.5
90	57.5	105.0	130.0	177.5	230.0
100	60.0	110.0	135.0	185.0	240.0
110	62.5	115.0	140.0	192.5	250.0
125	65.0	117.5	145.0	197.5	257.5
145	67.5	122.5	147.5	202.5	262.5
145+	70.0	125.0	150.0	207.5	270.0
成年女					
体重	较差	中等	中上	优秀	非常优秀
44	20.0	37.5	45.0	60.0	75.0
48	22.5	40.0	47.5	65.0	80.0
52	25.0	45.0	52.5	67.5	87.5
56	25.0	47.5	55.0	72.5	90.0
60	27.5	50.0	60.0	77.5	95.0
67	30.0	55.0	62.5	85.0	105.0
75	32.5	57.5	67.5	90.0	115.0
82	35.0	62.5	75.0	97.5	122.5
90	37.5	67.5	80.0	105.0	132.5
90+	40.0	72.5	85.0	110.0	137.5

（引自 www.exrx.net）

【注意事项】

(1) 本实验指导介绍的各肌肉抗阻试验检查动作并非唯一。抗阻肌力检查时应先了解该肌肉起止点、纤维走向、作用及牵拉角度。操作时需注意起始体位并近端固定，施加阻力的方向与运动方向相反，但最好与重力方向一致。测试动作有时并非反映单个肌肉肌力，而是反映某一肌群以及协同肌肌力，测试时注意关节角度，尽量避免替代运动。另外，肌力测试时宜同时触摸肌肉紧张度，注意两侧对比。

(2) 握力计在使用前应使指针回到零位，调整到适宜的握距，一般使测试手的中指第二指节与第一指节垂直，手持握力计时指针朝外。测试时应在标准姿势下进行，禁止摆臂、下蹲或将握力计接触身体。不同受试者相互比较时，应取相对值（握力指数）。

(3) 背力测试前应做好腰背部准备运动，向上提拉时勿用力过猛，以免造成腰肌损伤。测试时膝、肘关节伸直，勿提踵，一次用力拉成，勿反复施力，也不得借助屈臂、屈腿和身体后倾的力量。每次测量前务必使指针回到零位。

(4) 非运动员尤其是初练者、儿童少年、老年人，等张肌力测试时不宜直接测试最大负荷。可根据亚极限负荷（3～5 RM）次数间接推测最大负荷。测试时要注意动作速度。根据下述公式可推测1 RM重量。公式为：

$$1\ \text{RM} = \text{亚极限负荷重量} \div \%\ 1\ \text{RM}$$

$$\%1\ \text{RM} = 1 - \frac{\text{亚极限负荷最大重复次数} \times 2.5}{100}$$

一般8 RM相当于80%1 RM，6 RM相当于85%1 RM，4 RM相当于90%1 RM，3 RM相当于92.5%1 RM，力量型专业运动员在相同的%1 RM负荷情况下，可以重复更多的次数。

【思考分析】

(1) 影响肌力的因素有哪些?

(2) 开链与闭链运动有何不同?

实验二 肌肉耐力检查

【实验目的】

测定肌肉耐力的大小。

【实验器材】

平坦地面（或桌面、床）、运动垫、秒表。

【实验方法】

采用固定负荷进行等长或等张运动测试抗疲劳能力。这里介绍俯卧撑和仰卧起坐两种反映速度耐力的动力性肌肉耐力水平测试方法。

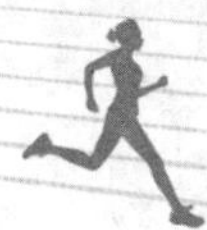

1．俯卧撑

受试者两臂伸直，两手距离同肩宽，指尖向前，双手及双足尖撑地，身体保持平直呈俯卧姿势。然后双臂弯曲，使身体平直下落至肩、肘成一平面，再撑直双臂为一次，直至不能完成，记录完成的次数。

2．1 min 快速仰卧起坐

受试者仰卧于垫上，双腿屈曲呈 90°，双膝稍分开，两手交叉置于头后。另一人压住受试者双踝，起坐后双肘触膝为一次。记录 1 min 内完成的次数。

【结果评定】

1．俯卧撑

评定参考见表 2－14。

表 2－14　俯卧撑评定

单位：次数

年龄	17～19 岁		20～29 岁		30～39 岁		40～49 岁		50～59 岁		60～65 岁	
	男	女	男	女	男	女	男	女	男	女	男	女
极优秀	>56	>35	>47	>36	>41	>37	>34	>31	>31	>25	>30	>23
优秀	47～56	27～35	39～47	30～36	34～41	30～37	28～34	25～31	25～31	21～25	24～30	19～23
中上	35～46	21～27	30～39	23～29	25～33	22～30	21～28	18～24	18～24	15～20	17～23	13～18
中等	19～34	11～20	17～29	12～22	13～24	10～21	11～20	8～17	9～17	7～14	6～16	5～12
中下	11～16	6～10	10～16	7～11	8～12	5～9	6～10	4～7	5～8	3～6	3～5	2～4
较差	4～10	2～5	4～9	2～6	2～7	1～4	1～5	1～3	1～4	1～2	1～2	1
差	<4	0～1	<4	0～1	<2	0	0	0	0	0	0	0

（引自 Golding，et al.，1986）

2．1 min 快速仰卧起坐

参考评定见表 2－15。

表 2－15　1 min 快速仰卧起坐评定

单位：次数

年龄	18～25 岁		26～35 岁		36～45 岁		46～55 岁		56～65 岁		65 岁以上	
	男	女	男	女	男	女	男	女	男	女	男	女
极优秀	>49	>43	>45	>39	>41	>33	>35	>27	>31	>24	>28	>23
优秀	44～49	37～43	40～45	33～39	35～41	27～33	29～35	22～27	25～31	18～24	22～28	17～23
中上	39～44	33～37	35～40	29～33	30～35	23～27	25～29	18～22	21～25	13～18	19～22	14～17
中等	35～39	29～33	31～35	25～29	27～30	19～23	22～25	14～18	17～21	10～13	15～19	11～14

续上表

年龄	18~25岁		26~35岁		36~45岁		46~55岁		56~65岁		65岁以上	
	男	女	男	女	男	女	男	女	男	女	男	女
中下	31~35	25~29	29~31	21~24	23~27	15~19	18~22	10~14	13~17	7~10	11~15	5~11
较差	25~31	18~25	22~29	13~24	17~23	7~15	13~18	5~10	9~13	3~7	7~11	2~5
差	<25	<18	<22	<13	<17	<7	<13	<5	<9	<3	<7	<2

（引自 Golding，et al.，1986）

【注意事项】

（1）肌力有速度特异性，测试时必须注意动作的标准与动作的速度。

（2）在做俯卧撑时身体下落和撑起时不得弓背塌腰，屈臂时两肘和头的投影线成等腰三角形。动作变形时应注意动作改变模式，并另外记录。

（3）在做仰卧起坐时，受试者在听到“开始”口令后方可启动，仰卧时双肩必须触垫。动作变形时应注意动作改变模式，并另外记录。

（4）仰卧起坐或俯卧撑也可用节拍器控制速度测肌肉耐力。

【思考分析】

（1）影响肌肉耐力的因素有哪些？

（2）静力性肌肉耐力与动力性肌肉耐力有何不同？

第四节　关节活动度及柔韧性检测

实验一　关节活动度测量

【实验目的】

测量关节各个方向的活动度大小。

【实验器材】

通用量角器。

【实验方法】

（一）量角器使用方法

量角器主要有通用量角器、方盘量角器和手指量角器（见图2－13），测量时可根据

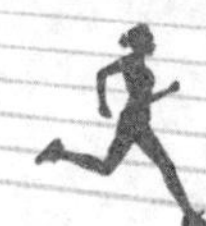

具体情况选用。如测量大关节的屈伸、内收、外展等活动度，一般用通用量角器。而前臂旋前、旋后活动度的测量，则选择方盘量角器。一般来说，量角器的中心点放置在代表关节旋转中心的骨性标志点上，固定臂（近端）与关节近心端部分的长轴平行排列，而活动臂（远端）与关节远心端部分的长轴平行排列。

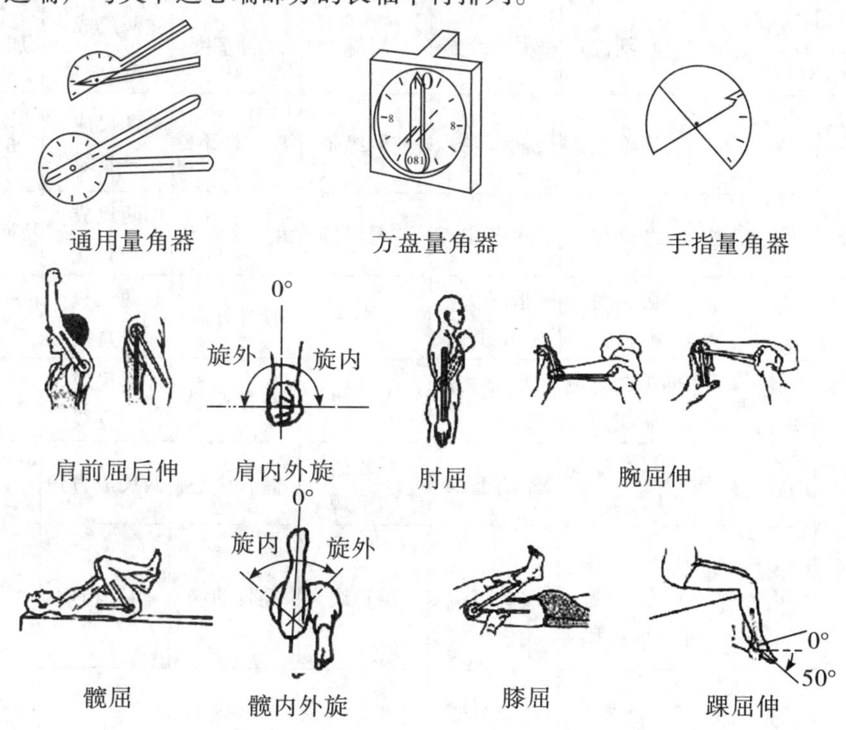

图 2－13　量角器种类及部分关节屈伸、内外旋活动度测定图

（二）关节活动度测量

关节活动度的测量主要采用肢体中立位为0°计算，简称“中立位0°法”。除前臂旋转以手掌处矢状位为0°、肩关节水平屈伸活动以外展90°位作为0°外，原则上人体关节都以解剖学方位作为0°位。角度的记录是以中立位为起始点0°，按该肢体屈曲、伸展、内收、外展、内旋、外旋等各运动平面的两个相反方向记录其活动的角度。图 2－13 为用通用量角器测定部分关节屈伸、内外旋活动度的方法。具体各主要关节活动度检查方法与正常活动度参考值则见表 2－16。

表 2－16　关节活动度检查

关节	运动	测量姿势体位	量角器放置标志			0点	正常值
			中心	近端	远端		
肩	屈、伸	直立位	肩峰	腋中线（铅垂线）	肱骨外上髁	两尺相重	屈180°，伸50°
	外展	直立位	肩峰	腋中线（铅垂线）	肱骨外上髁	两尺相重	180°
	内、外旋	肩外展90° 肘屈90°	鹰嘴	铅垂线	尺骨茎突	两尺相重	各90°

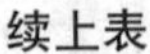
续上表

关节	运动	测量姿势体位	量角器放置标志			0点	正常值
			中心	近端	远端		
肘	屈、伸	解剖位	肱骨外上髁	肩峰	尺骨茎突	两尺成一直线	屈 150°，伸 0°
腕	屈、伸	解剖位	桡骨茎突	前臂纵轴	第二掌骨头	两尺成一直线	屈 90°，伸 70°
	尺、桡屈	解剖位	腕关节中点	前臂纵轴	第三掌骨头	两尺成一直线	桡屈 25°，尺屈 65°
髋	屈	仰卧，对侧髋过伸	股骨大转子	水平线	股骨外髁	两尺成一直线	125°
	伸	仰卧，对侧髋屈曲	股骨大转子	水平线	股骨外髁	两尺成一直线	15°
	内收、外展	仰卧，避免大腿旋转	髂前上棘	对侧髂前上棘	髌骨中心	两尺成直角	各 45°
	内外旋	仰卧，两小腿桌缘外下垂	髌骨下端	铅垂线	胫骨前缘	两尺相重	各 45°
膝	屈、伸	仰卧	股骨外髁	股骨大转子	外髁	两尺成一直线	屈 150°，伸 0°
踝	屈、伸	仰卧	内踝	股骨内髁	第一跖骨头	两尺成直角	屈 50°，伸 20°
	内、外翻	俯卧	踝后方两踝中点	小腿后纵轴	足跟中点	两尺成一直线	内翻 35°，外翻 25°

【结果评定】

不同关节有不同的最大运动幅度，不同动作有不同的动作范围。不同运动项目，如田径、体操、武术等，对关节的最大运动幅度要求也不同。在运用中必须强调运动员应当具备的关节最大运动幅度，要适应所参与的项目。

【注意事项】

（1）在正确姿势体位下要求严格进行操作，提高检查的精确性，允许 3°～5°误差。

（2）避免在运动或按摩后进行检查。

（3）一般先测主动关节活动度，再测被动关节活动度。如关节的主动运动幅度与被动运动明显不一致时，则提示有关节外的肌肉肌力弱、肌腱挛缩或粘连等问题存在。关

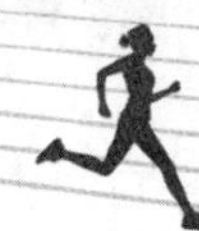

节活动度以被动运动幅度为准。

（4）关节活动度有个体差异，检查时应与健侧比较。

【思考分析】

（1）影响关节活动度的因素有哪些？

（2）同一关节，主动关节活动度与被动关节活动度存在明显差异的原因可能有哪些？

实验二　柔韧性检查

【实验目的】

测量各关节囊/韧带/肌肉的柔韧性大小。

【实验器材】

带尺、测径规或游标卡尺、体前屈测定仪。

【实验方法】

不同部位身体柔韧性不同，常用方法也不一样。

1. **肩部柔韧性的测量**（见图 2－14）

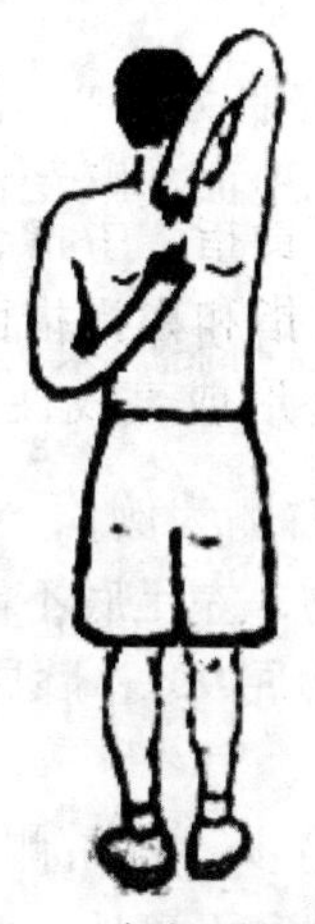

图 2－14　肩部柔韧性检测

主要反映肩关节主动活动时相关组织的柔韧性。受试者自然站立，双脚分开同肩宽，举起一只手，前臂向体后下方弯曲，手掌贴后背部尽力向下伸展，同时对侧手置于体后，手背贴后背部尽力向上伸展，尽可能使两手手指重叠。然后测两手中指尖重叠距离或不能重叠时相差的距离。刚好重叠记为 0，重叠距离记为正，未能重叠相差距离记为负。测完后上下手调换再测一次。单位为 cm。

2. **坐位体前屈的测量**（见图 2－15）

主要反映竖脊肌、臀肌和腘绳肌的柔韧性。将体前屈测定仪放置于一平面方凳上，

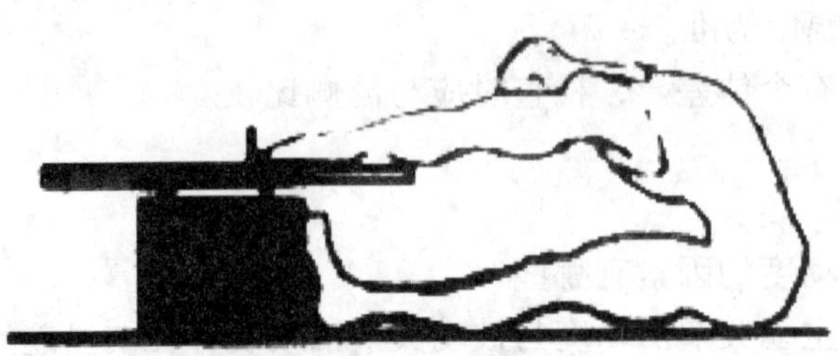

图2－15　坐位体前屈

游标尺推至零位。受检者双足靠拢，全脚掌蹬在测试仪平板上，两腿伸直，上体前屈，两臂尽量下伸，两手指尖伸向游标尺将其推向最下端，记录标尺所示刻度。若身体前屈时指尖达不到零位，则从零之上计算距离，记录成绩时在前面加负号。连续测量3次，取最好一次作为成绩。单位为cm。

3．各肌群柔韧性的测量（见图2－16）

（1）腹肌：受试者在垫上俯卧，固定骨盆，嘱受试者双手撑起上胸，观察胸腹与地面所成夹角。

（2）竖脊肌（及下腰背筋膜）：受试者在垫上仰卧，髋/膝屈，双手合抱住膝部，嘱受试者用力将膝部拉向胸，背部不要离地，观察大腿与地面所成夹角。

（3）髂腰肌：受试者仰卧，髋/膝屈，双手合抱住膝朝向胸部（臀部紧靠床缘），嘱受试者放开一腿悬于桌外（膝屈90°），另一腿继续用力向胸前拉，臀部不要离开桌面，观察悬空侧大腿与桌面所成夹角。

（4）臀大肌：受试者坐位（以左臀肌为例），右腿伸直，左腿屈髋屈膝，交叉横过右腿，足底平置于地面，左手掌后撑于地面，嘱受试者右手钩住膝向右肩方向牵拉（骨盆要固定），观察左膝与右肩距离。

（5）髂胫束：受试者自然站立（以右髂胫束为例），左腿交叉并置于右腿前，嘱受试者躯干向左侧倾，观察躯干侧倾角度。

（6）股四头肌：受试者站立（以右侧为例），右腿后伸，足置于蹬子（同小腿高），嘱受试者左膝屈下蹲（双手可扶支撑物，左足底不能离地），测试左膝屈曲角度。

（7）腘绳肌：受试者仰卧，大腿髋屈90°，膝屈90°，骨盆固定，检查者协助受试者被动伸膝，测试膝伸角度。

（8）大腿内收肌：受试者左侧弓箭步（以右侧为例），左脚尖朝侧方，右肢尖朝前，嘱受试者左膝屈，身体朝左侧压，右足底不离地，观察左膝屈角度。

（9）小腿三头肌：受试者弓箭步（以右侧为例），双脚尖皆朝前，嘱受试者左膝屈，身体朝前压，测试腓肠肌时右腿呈伸直位，足不离地；测试比目鱼肌时右膝呈屈曲位；观察左膝屈曲角度。

（10）胸大肌：受试者面向门框站立，双肘屈90°，双上臂外展至90°（胸大肌锁骨部）或135°～150°（胸大肌胸骨部），将双前臂靠各一侧门框，嘱受试者上身向前压。观察肩水平后伸角度。

（11）背阔肌：受试者站立，一侧上臂上举，肘屈至头以下，并置于头后，用另一手拉住该侧肘部，检查者协助受试者躯干向对侧侧屈。观察侧屈弧度。

（12）肱二头肌：受试者面向门框站立，双上肢水平伸直，前臂旋前至掌心朝后握住两侧门框，嘱受试者上身向前压。观察肩后伸角度。

（13）肱三头肌：受试者坐或站立，一侧上臂前屈上举，肘呈最大屈曲位，掌心向前。嘱受试者用另一手将该肘向后拉（躯干不动）。观察肘移距离。

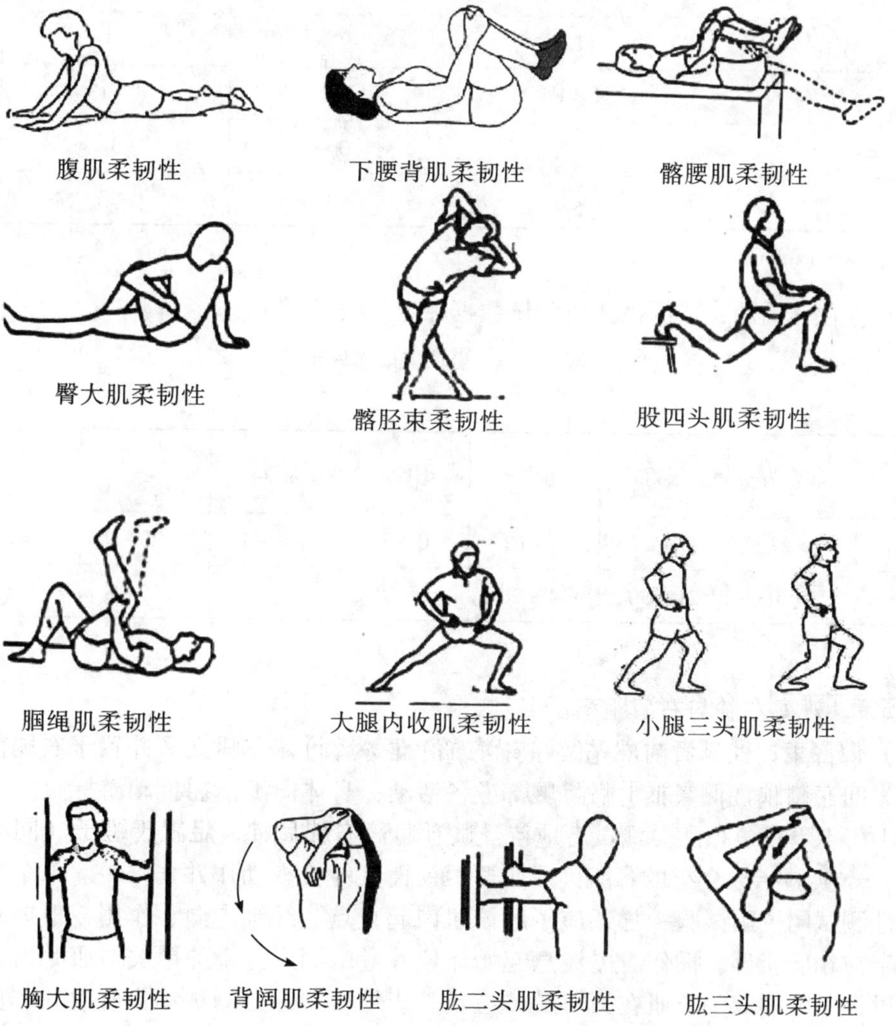

腹肌柔韧性　下腰背肌柔韧性　髂腰肌柔韧性

臀大肌柔韧性　髂胫束柔韧性　股四头肌柔韧性

腘绳肌柔韧性　大腿内收肌柔韧性　小腿三头肌柔韧性

胸大肌柔韧性　背阔肌柔韧性　肱二头肌柔韧性　肱三头肌柔韧性

图 2－16　各肌群柔韧性检测

【结果评定】

（1）肩部柔韧性：根据双手指重叠距离评定，越大越好。评定标准参考表 2－17。

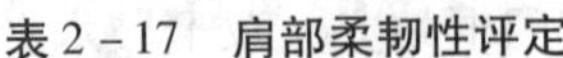

表 2－17　肩部柔韧性评定

单位：cm

评定	男		女	
	右手上	左手上	右手上	左手上
优	12	9	14	12
良	1～11	1～8	4～13	4～11
中等	0	0	3	3
差	<0	<0	<3	<3

（引自 www. exrx. net）

（2）坐位体前屈：依国民体质测试数据评定见表 2－18。

表 2－18　坐位体前屈评定

单位：cm

评定	非常好	很好	较好	中等	较差	差	很差
男	>27	17～27	6～16	0～5	－8～1	－20～9	<－20
女	>30	21～30	11～20	1～10	－7～0	－15～8	<－15

【注意事项】

（1）肩部柔韧性测量前应先做好肩关节的准备活动。

（2）坐位体前屈测量前应做好腰部准备活动；身体向下前屈推动游标尺应一次缓慢完成，不得上下反复振腰。测试者应待受试者两臂停稳 1～2 s 后读数。

（3）本实验指导介绍的各肌肉或肌群柔韧性试验检查动作并非唯一。单个肌肉或肌群柔韧性测试同抗阻试验一样，应了解该肌肉起止点、纤维走向、作用，根据其作用完全反向牵拉相应肌群。操作时需注意起始体位并近端固定。牵伸单关节肌时需注意让同时也跨过该关节的双关节肌在另一关节位置处于缩短状态。测试动作有时并非反映单个肌肉柔韧性，而是反映某一肌群柔韧性。另外，柔韧性测试时终点宜以酸胀紧张为宜，避免造成伤害。测试结果评定时注意两侧对比。

【思考分析】

（1）柔韧性和关节活动度有何不同？

（2）应如何区分经过同一关节的单关节肌与双关节肌的柔韧性检查？

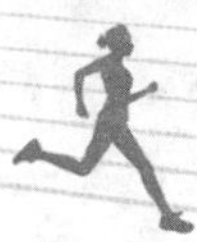

第五节　神经肌肉功能评估

实验一　单足站立试验

【实验目的】

测试人体的本体感觉及平衡能力。

【实验器材】

平坦地面、秒表。

【实验方法】

受试者单足直立，另一腿上提（髋屈45°，膝屈90°），双臂胸前交叉，向前直视，观察踝、膝、髋、躯干平衡情况并计单足站立的持续时间，支撑腿的前脚移动或另一腿触地即停表。

【结果评定】

成年人评定参考表2－19。

表2－19　单足站立试验评定

站立时间	定性观察	评价
>1 min	1 min内用踝关节维持平衡，然后闭眼站立能维持15 s	优
站立1 min	仅用踝关节能维持45 s以上	正常
站立1 min	开始可用踝关节维持平衡，随即还需用膝、髋、躯干维持平衡	轻度异常
站立1 min	无法用踝关节平衡，整个时间需用膝、髋、躯干维持平衡	异常
<1 min	单腿仅能短时间站立	明显异常

（引自贝尔，迈赫伦，2007）

【注意事项】

测试时，注意安全保护。

【思考分析】

（1）影响单足站立的因素有哪些？

（2）单足站立时，如膝在屈曲状态站立，与本试验有何差异？

实验二 俯卧平板支撑核心稳定性试验

【实验目的】

测量人体控制并稳定骨盆和躯干部位的能力。

【实验器材】

平坦地面、秒表。

【实验方法】

共分八级，起始动作为俯卧屈肘，双肘及双足尖垂直撑于地面，脊柱自然中立位，眼睛朝垫。完成八级共持续 3 min，同时观察完成质量。

第一级，起始体位，保持 1 min，为便于观察稳定性，可在背正中线放一扁平直尺（见图 2－17A）。

第二级，在此基础上抬起右手向前平伸，保持 15 s（见图 2－17B）。

第三级，放下右手抬起左手，保持 15 s（见图 2－17C）。

第四级，放下左手，抬起右腿向后平伸，保持 15 s（见图 2－17D）。

第五级，放下右腿，向后平伸左腿，保持 15 s（见图 2－17E）。

第六级，保持左腿平伸，同时抬起右手，保持 15 s（见图 2－17F）。

第七级，放下左腿与右手，然后抬起左手与右腿，保持 15 s（见图 2－17G）。

第八级，回归起始动作保持 30 s。

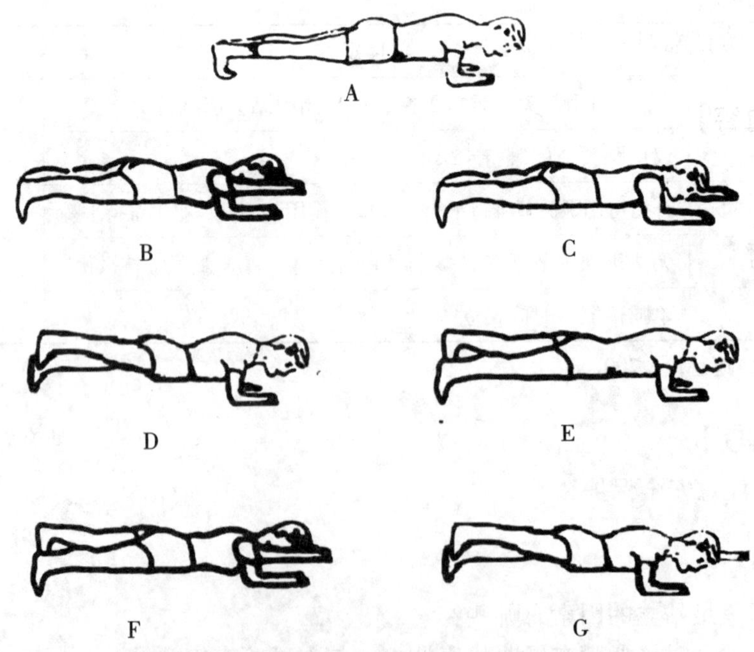

图 2－17 俯卧平板支撑核心稳定性测试

【结果评定】

从第一级开始做，完成第一级计 1 分，完成第二级计 3 分，完成第三级计 5 分，完成第四级计 6 分，完成第五级计 10 分，完成第六级计 15 分，完成第七级计 25 分，完成第八级计 35 分。总分 100 分，得分越高表示身体的核心稳定性越好。另外，可根据完成动作质量进一步定性分析存在的问题。

【注意事项】

（1）要求从第一级开始连续做，不得跳级做。

（2）双肘及双足尖撑于地面适用于运动员与体质良好的青年人。对于中老年人可采用双膝双手掌撑于地面的方式进行评定。

【思考分析】

（1）腰部核心肌群主要有哪些？

（2）核心稳定性在运动中有何作用？

实验三　FMS 检测方法

【实验目的】

测量人体整体的动作控制稳定性、身体平衡能力、柔韧性以及本体感觉等能力，为功能康复计划的制订提供依据。

【实验器材】

FMS 功能测试器具一套。

【实验内容】

FMS 是 Functional Movement Screen 的英文缩写，是指功能性动作评估系统。其内容包括深蹲、抬腿过杆、直线箭步蹲、肩部灵活性、主动直腿抬高、躯干稳定俯卧撑、躯干动态旋转稳定性。

【实验方法】

1. 深蹲测试

受试者双脚站立同肩宽，脚尖略朝外，同时双手握杆举过头顶并保持水平（或置于颈后肩上保持水平），然后慢慢下蹲，尽可能至深蹲姿势，尽力保持双足后跟着地，面向前，抬头挺胸，杆保持在头顶以上。允许试 3 次，如果还是不能完成这个动作，在运动员的双足跟下各垫 5 cm 厚的板子再完成以上动作。观察躯干是否与胫骨平行、髋关节是否低于膝关节以及膝与足的力线关系。

2. 抬腿过杆测试

运动员双足并拢，足趾处于栏架下方。调整栏架与运动员胫骨结节同高，双手握杆置于颈后肩上保持水平。运动员缓慢抬起一腿跨过栏杆，并以足跟触地，同时支撑腿保持直立，重心放在支撑腿上，并保持稳定。缓慢返回到起始姿势，抬另一侧腿重复以上动作。观察髋、膝、踝在矢状面的力线关系，腰椎的移动情况、平衡杆是否水平、脚有无碰杆以及身体的平衡情况。

3. 直线箭步蹲测试

测量运动员的胫骨长度。运动员以右足踩在一块 5 cm × 15 cm（厚 × 宽）的测试板的近端，在身体后方以右手在头后、左手在身后下方握住一根长杆，保持杆紧贴头后、胸椎和骶骨。从右足尖向前量取与胫骨相同的长度并标记，然后左足向前迈出一步，足跟落在标记上，随后下蹲使后膝在前足跟后触板。始终保持双足在向前的直线上。双侧上下肢交换，再次完成测试。观察腰椎有无移动，后腿髋有无完全伸直、双脚的力线关系、膝是否触地板以及膝和足的力线关系。

4. 肩部灵活性测试

运动员站立位，一只手由下向上以手背贴后背部，沿脊柱尽力上摸握住木尺；另一手由上向下单手以手掌贴后背部，握木尺从上向下尽力滑动；记录两拳间的尺子距离（由测试者协助握好尺子，垂直地面）；上下交换双手位置，重复以上测试。观察双肩是否平行、肩胛骨是否紧贴胸壁、上下两手间距离。

5. 主动直腿抬高测试

运动员双手置于身体两侧仰卧，掌心向上，头平躺在地上，一侧膝盖下放置 5 cm × 15 cm 木板；被测腿主动上抬，踝背屈，膝关节伸直；保持对侧腿与木板接触并伸直，脚尖朝上，且身体平躺在地面，随后木杆放在测试腿内踝，并垂直到地面；换另一侧腿完成测试。观察木杆位置。

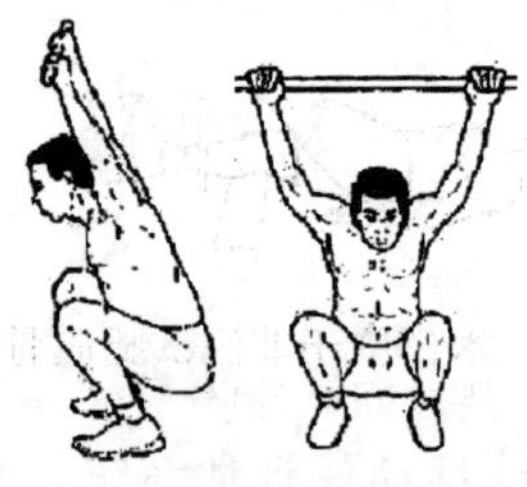

从前面看，脚尖向前，挺胸。从侧面看，躯干与胫骨平行，膝关节折叠处正对脚尖，髋低于膝，重心在脚跟上；握杆水平位在足上方。计3分。

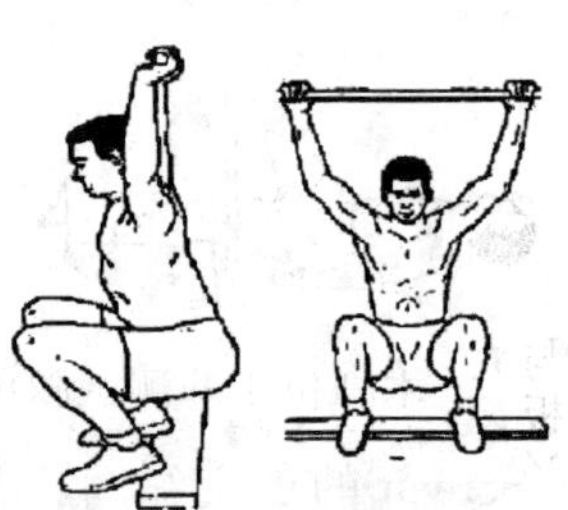

足跟垫板能完成，但膝与足力线不对。计2分。

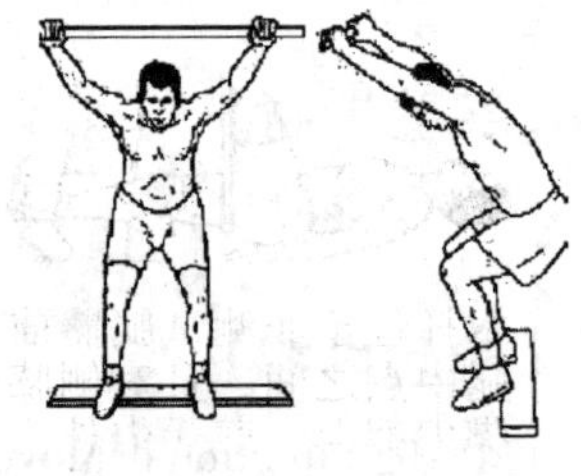

足跟垫板也不能完成。计1分。

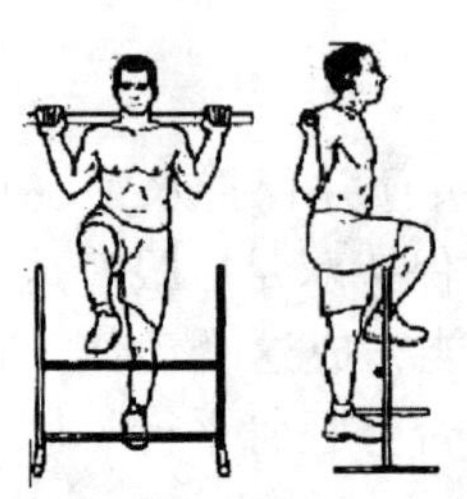

髋膝踝在矢状面上成一直线；腰无明显移动；双手握杆与横杆平行。计3分。

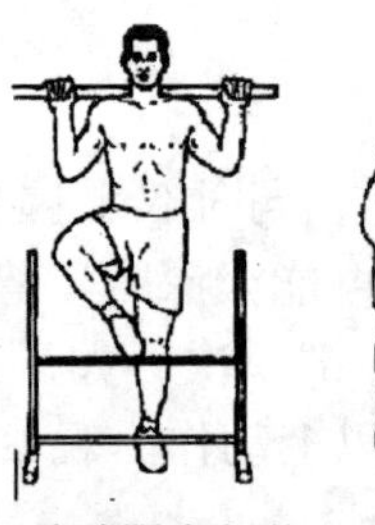

髋膝踝在矢状面上不成直线；腰明显移动；双手握杆与横杆不平行。计2分。

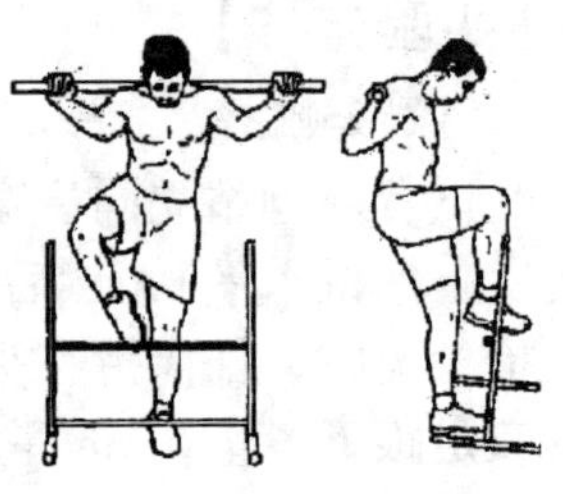

脚与杆触碰或失去平衡。计1分。

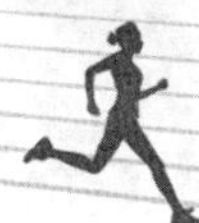

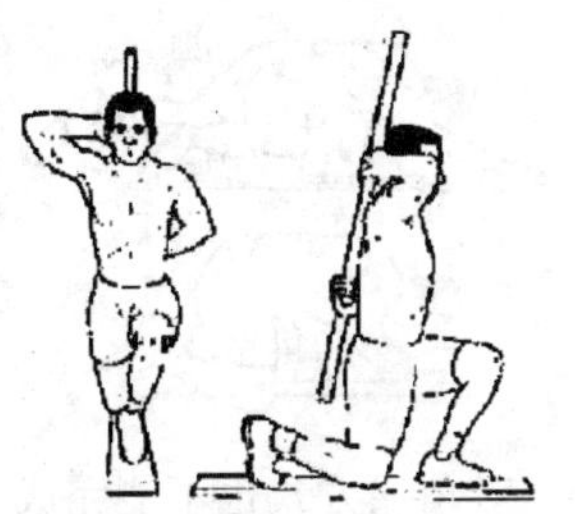

躯干无晃动；双足平行踩在测试板上；后膝在前足跟后触板。计3分。

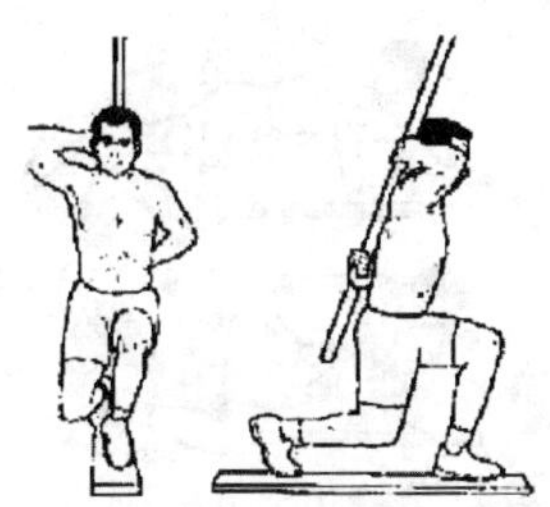

躯干晃动；双足在测试板上不平行；后膝不能前足跟后触板。计2分。

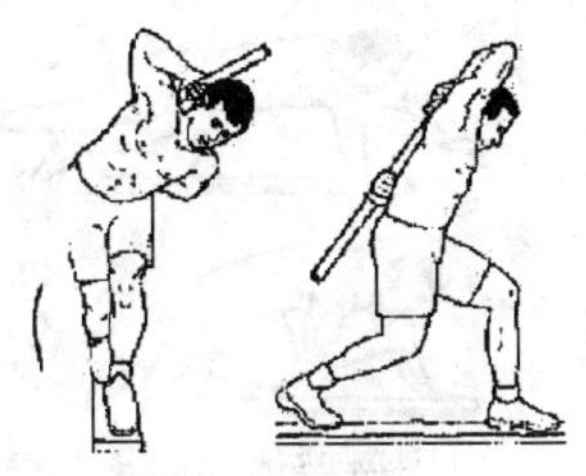

明显失去平衡。计1分。

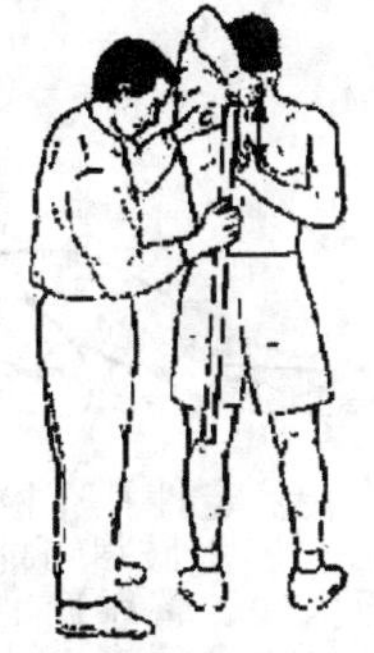

两手间距小于手掌长。计3分。

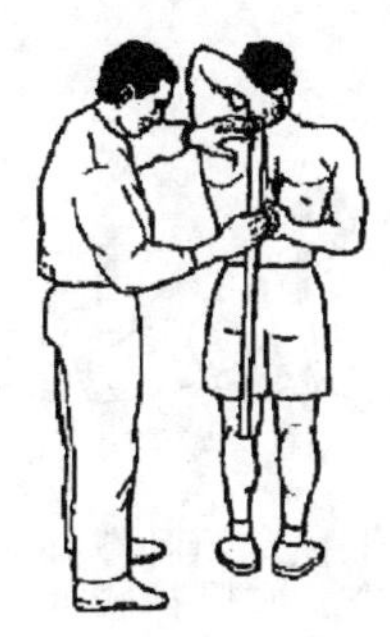

两手间距小于一个半手掌长。计2分。

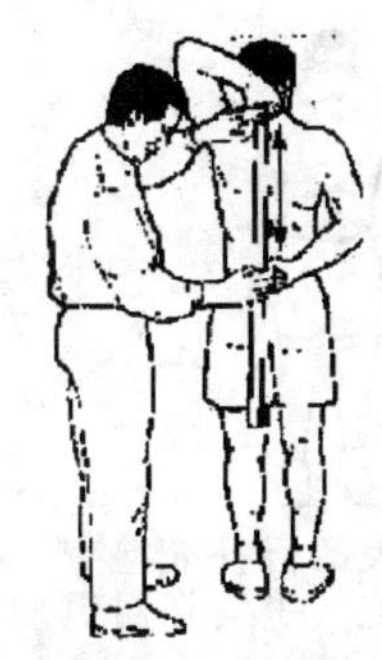

两手间距大于一个半手掌长。计1分。

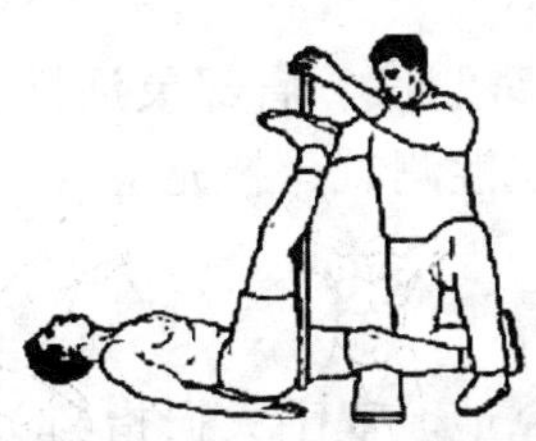

木杆位于非测试腿髂前上棘与大腿中点之间，且对侧膝仍触板，脚尖朝上，髋无内外旋。计3分。

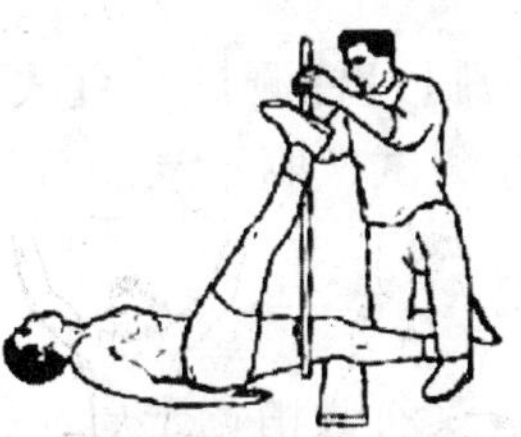

木杆位于非测试腿中部与髌骨之间。计2分。

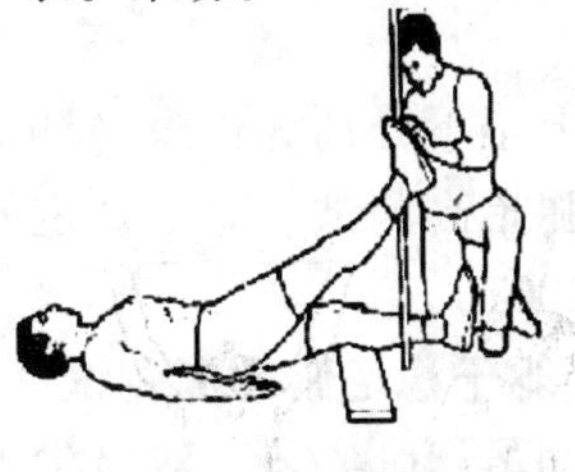

木杆位于非测试腿髌骨与踝之间。计1分。

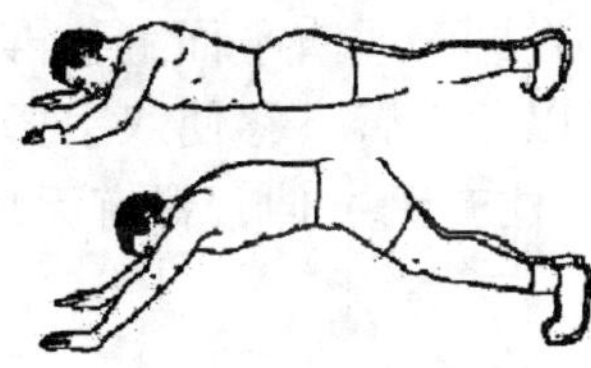

标准姿势，男双手大拇指与头顶保持在同一垂直平面时可完成一次；女双手拇指与下颌保持在同一垂直平面时可完成一次。计3分。

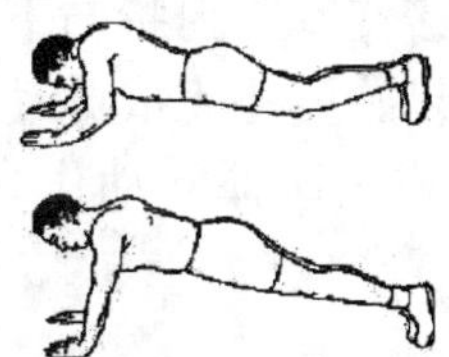

调整姿势，男双手大拇指与下颌保持在同一垂直平面时可完成一次；女双手拇指与锁骨保持在时可完成一次。计2分。

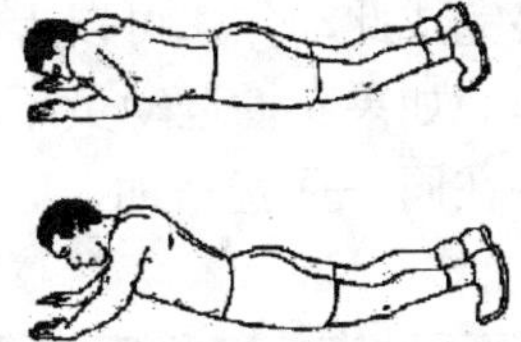

调整姿势，也不能完成一次。计1分。

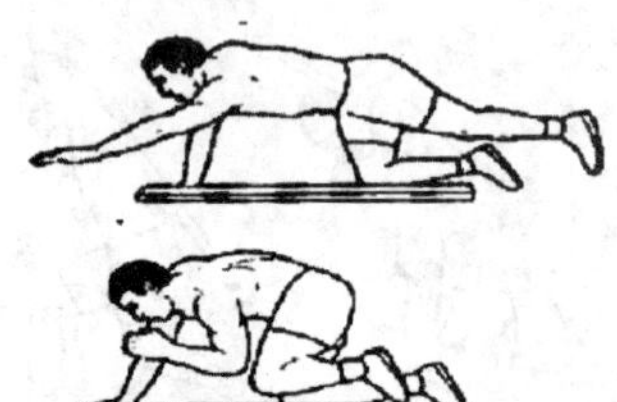

以同侧肢体同时上抬方式能完成一次，并保持腰椎自然伸直姿势，躯干与地面平行，肘、膝与测试板边线在同一平面内。计3分。

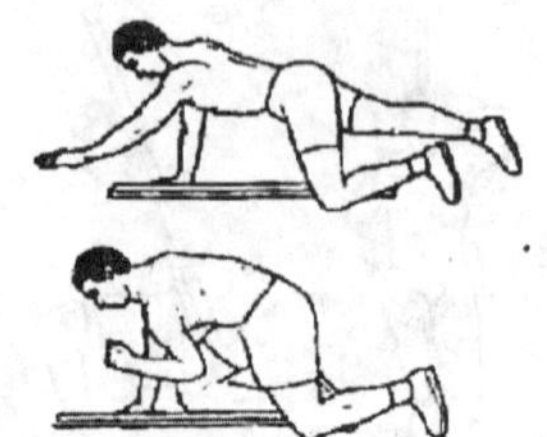

以对角线方式能完成标准动作一次，同时保持腰椎自然伸直姿势，躯干与地面平行。计2分。

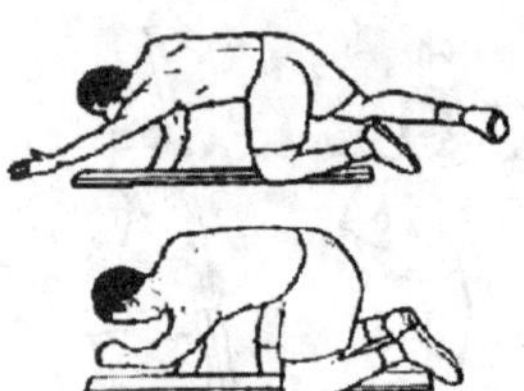

对角线方式也不能完成。计1分。

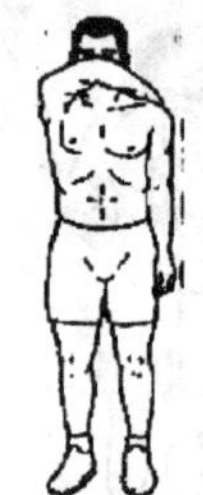

肩部灵活行补充检查：上肢水平位，手搭在对侧肩出现疼痛。计0分。

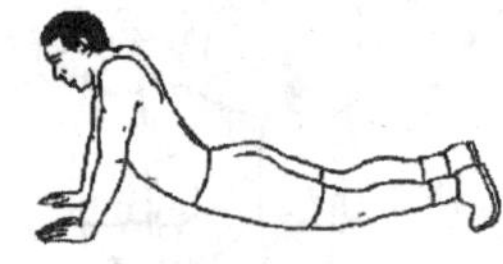

躯干稳定俯卧撑补充检查：立卧撑腰伸出现疼痛。计0分。

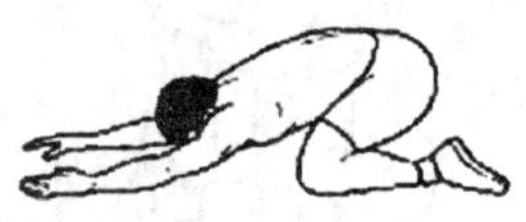

躯干旋转稳定性补充检查：膝胸卧位，上肢尽可能前伸，胸靠近大腿，臀靠近足跟，踝跖屈，出现疼痛。计0分。

图 2－18　FMS 测试

从上至下分别为：深蹲测试、抬腿过杆测试、直线箭步蹲测试、肩部灵活性测试、主动直腿抬高测试、躯干稳定俯卧撑测试、躯干动态旋转稳定性测试、补充检查（引自 Cook，2001）。

6. 躯干稳定俯卧撑测试

运动员俯卧姿势，双足尖着地，双前臂稍宽于肩，手掌撑地。双手大拇指与头顶保持在同一垂直平面上，同时双膝关节尽力伸直，女性运动员双上臂可稍下移，使双手拇指与下颌保持在同一垂直平面上。腰椎保持自然伸直姿势，运动员向上撑起使身体整体抬起，完成动作全过程腰部不可晃动，保持腰椎自然伸直姿势。男性运动员如果不能从起始姿势完成此动作，可以上臂下移使双手拇指与下颌保持在同一垂直平面上，再完成一次动作。如果女性运动员不能从起始姿势完成此动作，可以双上臂下移使双手拇指与锁骨保持在同一垂直平面上，再完成一次撑起动作。观察脊柱有无过伸、臀有无塌陷、能否完成。

7. 躯干动态旋转稳定性测试

运动员以爬行姿势，双手掌撑地，双膝跪地，且上肢、大腿分别与躯干垂直，踝背屈，腰椎保持自然伸直姿势。把一块 5 cm × 15 cm 的测试板放在双手与双膝之间，使双手与双膝都可以触到板，然后肩前屈（上肢前伸），同时伸同侧髋与膝关节，运动员抬起手和腿并离地约 15 cm。抬起的肘、手和膝必须与测试板的边线保持在同一平面内，躯干保持在与测试板平行的水平面内，全过程保持腰椎自然伸直姿势，最后将伸出的上臂和大腿回缩，即肘与膝在平面内屈曲靠拢直至肘和膝相碰。运动员换用对侧肢体完成相

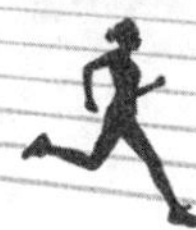

同测试动作。观察抬起腕、肘、膝时是否在直线上、躯干是否在同一水平面、动作时肢体是否触碰地板。

以上所有相同的每一个动作允许尝试3次。

【结果评定】

既可定量，也可定性分析。

定量分析时FMS评分分为四个等级，从0分到3分，3分为最高分。0分：测试中任何动作出现疼痛。1分：受试者无法完成整个动作或无法保持起始姿态。2分：受试者能够完成整个动作，但完成的质量不高。3分：受试者能高质量地完成动作。另外，需注意的是肩部灵活性、躯干稳定俯卧撑、躯干动态旋转稳定性还各有一个补充检查，如出现疼痛，不论能否完成标准动作皆计为0分。分数越高功能越好，一般认为总分小于14分或身体左右侧测试动作不对称者运动损伤风险明显增加。

当单项动作定量分析少于3分时，即应定性分析存在的薄弱环节。

常见深蹲测试异常有下蹲不够深、深蹲时抬高脚跟、深蹲时下背部弯曲、深蹲时双脚内、外旋等，这些往往与股四头肌、踝背伸肌、臀肌力量不足以及小腿三头肌、腘绳肌柔韧性不足有关。

常见抬腿过杆测试异常有跨步腿的髋外旋过杆、足背上抬，触碰杆、足背不能上抬，这多与髋、膝、踝屈能力不足有关；或支撑腿髋伸，上身前倾，这多与屈髋肌伸展性不足有关；或骨盆旋转，这多与骨盆稳定装置弱有关，如腹直肌、腘绳肌、臀大肌等肌力不足。

常见直线箭步蹲测试异常有跨步腿髋屈曲过大或后腿触地时前脚跟抬起，后腿不能触地板等，这多与髋屈伸能力、踝背屈力或比目鱼肌伸展性不足有关；或后腿的髋关节不能伸直，这多为股直肌伸展性不足有关。

肩部灵活性不足常与胸肌、背阔肌柔韧性不足或肩肱节律异常有关。主动直腿抬高不足则多与腘绳肌、小腿三头肌柔韧性不足有关。躯干稳定俯卧撑与躯干动态旋转稳定性测试异常多与核心稳定性差有关。

【注意事项】

（1）功能性动作测试应了解各个动作时肌肉的工作情况。

（2）每一个动作允许试3次。

【思考分析】

（1）分析图2－18中各动作为1分时可能存在的问题。

（2）如何理解运动员专项适应所致的功能性肌肉不平衡、运动成绩、运动损伤与FMS得分之间的关系？

第六节　运动专项能力评估

实验一 Wingate 无氧功率试验

【实验目的】

测试无氧能力。

【实验器材】

体重计、无氧功率车、Polar 表、秒表。

【实验方法】

试验步骤如下：

第一，受试者称体重，计算试验负荷，调整自行车座椅至合适高度（踏车时足踩至最低点时膝屈 20°~30°为宜），戴好 Polar 表。功率自行车阻力 = 受试者体重（kg）× 阻力系数。阻力系数在 0.060~0.110 之间，一般男子选用 0.083，女子选用 0.075。

第二，准备活动。受试者在功率车上蹬 2~4 min，使其心率达到 150~160 次/min，其中做 2~3 次（每次持续 4~8 s）全力蹬骑。

第三，准备活动后休息 3~5 min（不要少于 2 min，也不要多于 5 min）。

第四，正式实验。发出口令后，受试者启动蹬车，同时阻力递增，以便在 2~4 s 内达到规定负荷，当达到规定负荷后，开始持续做 30 s 最快速度蹬骑并计算蹬圈，每隔 5 s 记录蹬圈数和心率。

第五，结束阶段。放松蹬 2~3 min（20~50 W）。

【结果评定】

功率的计算。用 Monark 功率车时可用下面公式计算每 5 s 的功率：功率（W）= 规定负荷（kg）× 转圈 × 11.765。然后分析：①最大无氧功率：6 次记录中最大功率。运动员最大无氧功率可达每千克体重 17~20 W（男）、12~16 W（女）。②平均无氧功率：6 次记录功率平均值。运动员平均无氧功率可达每千克体重 12~13 W（男）、7~9 W（女）。③疲劳百分比：最大功率减最小功率，然后除以最大功率，以% 表示，反映肌肉维持高功率工作的能力。参考标准见表 2-20。

表 2－20　最大无氧功率、平均无氧功率和疲劳百分比评定

评定	最大无氧功率（W/kg）		平均无氧功率（W/kg）		疲劳百分比（%）	
	男	女	男	女	男	女
优秀	≥11.0	≥9.0	≥8.2	≥7.3	≤23	≤25
中上	10.2～11.0	8.5～9.0	7.9～8.2	6.8～7.3	23～31	25～29
中等	9.2～10.2	7.6～8.5	7.4～7.9	6.4～6.8	31～38	29～35
中下	8.5～9.2	6.9～7.6	7.0～7.4	6.0～6.4	38～43	35～40
较差	<8.5	<6.9	<7.0	<6.0	>43	>40

（引自 Maud & Shultz，1989）

【注意事项】

（1）用手摇功率车测试时运动负荷成年男性阻力系数为 0.058～0.067，女性为 0.050～0.075。

（2）受试者需全力蹬骑，因此结果受受试者主观努力程度的影响。测试前要讲明操作要求，并观察其尽力的程度。

（3）若出现任何不适应停止实验。

【思考分析】

（1）无氧功率受哪些因素的影响？

（2）衰老对 Wingate 无氧功率有何影响？

实验二　纵跳试验

【实验目的】

测定爆发力。

【实验器材】

体重计、滑石粉、直尺。

【实验方法】

试验步骤如下：

第一，受试者先称体重，然后用手指粘些滑石粉，侧向墙壁站立，近侧足应贴近墙根，远侧足置于离墙 20 cm 的白线外缘处。身体轻贴墙壁，尽量上举手臂，用中指尖在墙上点一指印，测量站立摸高。

第二，受试者做完准备活动后，在距离墙 20 cm 处，屈膝半蹲，双臂尽力后摆，然

后向前上快速摆臂，双腿同时发力，垂直向上跳起，达最高点时用中指点一指印，测量跳跃摸高。跳跃摸高的高度减去站立摸高的高度即纵跳高度。重复测试一次。

【结果评定】

成年人（18～40岁）评定参考标准见表2－21。

表2－21 纵跳高度评价

单位：cm

评定	很优秀	优	中上	中	中下	较差	差
男	>70	61～70	51～60	41～50	31～40	21～30	<21
女	>60	51～60	41～50	31～40	21～30	11～20	<11

【注意事项】

（1）纵跳高度也与受试者的主观努力有关。因而测试前要讲明操作要求，并观察其尽力的程度，以免影响测试数据的可靠性。

（2）为减轻落地缓冲力，受试者跳起落地时宜采用膝屈曲状态着地。

（3）根据Lewis公式（1974）可推算平均功率，根据Sayers公式（1999）可推算最大功率：

$$\text{平均功率（W）}=\sqrt{4.9\times\text{纵跳高度（m）}}\times\text{体重（kg）}\times 9.8$$

$$\text{最大功率（W）}=[51.9\times\text{纵跳高度（cm）}]+[48.9\times\text{体重（kg）}]-2007$$

【思考分析】

（1）影响纵跳高度的因素有哪些？

（2）试采用静蹲跳（无预备动作）方式，与本试验预蹲跳方式比较纵跳高度有无差异，并解释。

实验三 T形往返跑试验

【实验目的】

测试速度及身体灵敏性。

【实验器材】

4个锥体、秒表。

【实验方法】

在测试场地如图2－19放置A、B、C、D 4个锥体。受试者先做5～10 min准备活

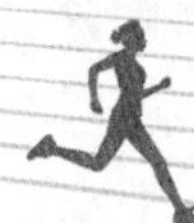

动。听到口令后以最快速度从 A 点跑到 B 点，并弯腰用右手触 B；然后向左转并快速跑至 C 点，并弯腰用左手触 C；转身然后跑向 D 点，并弯腰用左手触 D；再转向返回跑至 B 点，并弯腰用左手触 B；最后返向 A 点，记录时间。

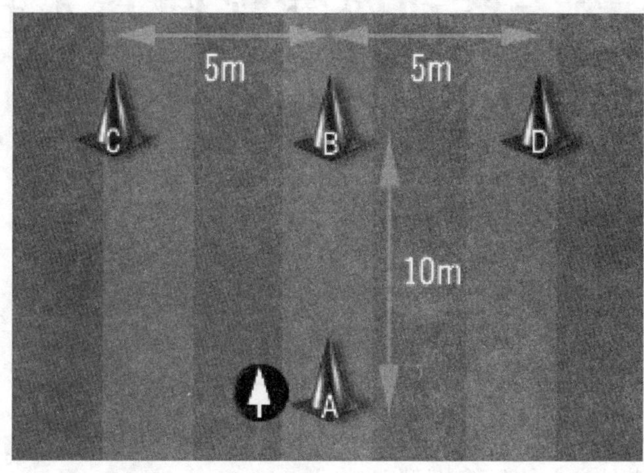

图 2－19　T 形往返跑

【结果评定】

运动员评定参考标准见表 2－22。

表 2－22　T 形往返跑评定

单位：s

评定	差	中等	良	优秀
男	>11.5	10.5	9.5	<9.5
女	>12.5	11.5	10.5	<10.5

【注意事项】

往返跑时间与受试者的主观努力有关。因而测试前要讲明操作要求，并观察其尽力的程度，以免影响测试数据的可靠性。

【思考分析】

（1）影响 T 形往返跑的因素有哪些？

（2）查找资料，了解还有哪些灵敏性测试方法？

第三章 运动医学保健基本技能

实验一 运动保健按摩基本手法

【实验目的】

正确掌握按摩的基本手法，领会手法操作的要领。

【实验器材】

按摩床、穴位挂图、人体经络模型。

【实验方法】

（一）摩法

用指或掌在体表做有节奏的环形或直线往返摩动，称为摩法。摩法分为指摩法和掌摩法两种。

1. 操作方法

指摩法：指掌部自然伸直，食指、中指、无名指和小指并拢，腕关节略屈并保持一定的紧张度，食指、中指、无名指和小指指面附着于施术部位，前臂主动运动，指面随同腕关节做速度和压力均匀的环形或直线往返摩动（见图 3 – 1）。施术时动作多轻快，频率约 120 次/min。

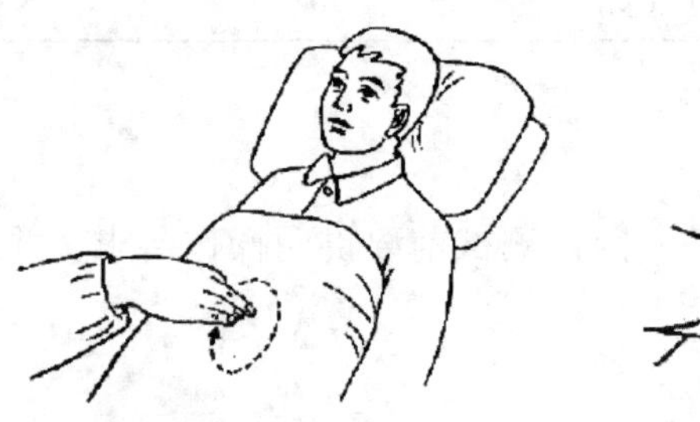

图 3 – 1 指摩法

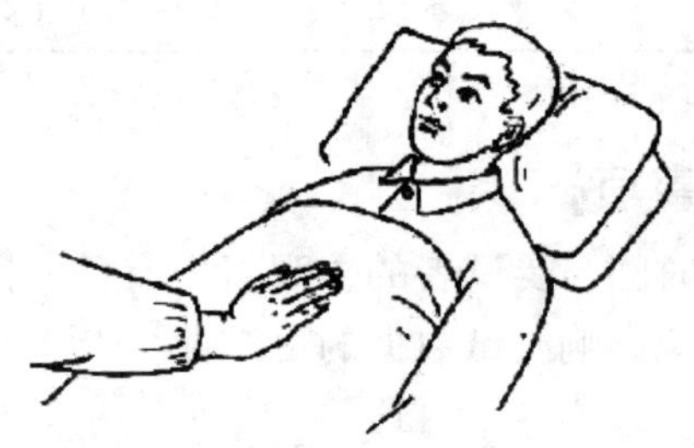

图 3 – 2 掌摩法

掌摩法：手掌自然伸直，腕关节略背伸，腕部放松，将手掌平放于体表施术部位上。前臂主动运动，使手掌随同腕关节连同前臂做速度和压力均匀的环旋或直线往返摩动（见图 3 – 2）。施术时动作稍重缓，宜带动皮下组织，频率约 100 次/min。

2. 作用

对神经系统有镇静催眠作用。

3. 应用

推拿的开始或结束时用此方法。

（二）擦法

用指、掌贴附于施术部位，做快速的直线往返运动，使之摩擦生热，称为擦法。擦法分为全掌擦法（见图3－3）、大鱼际擦法（见图3－4）和小鱼际擦法（见图3－5）。

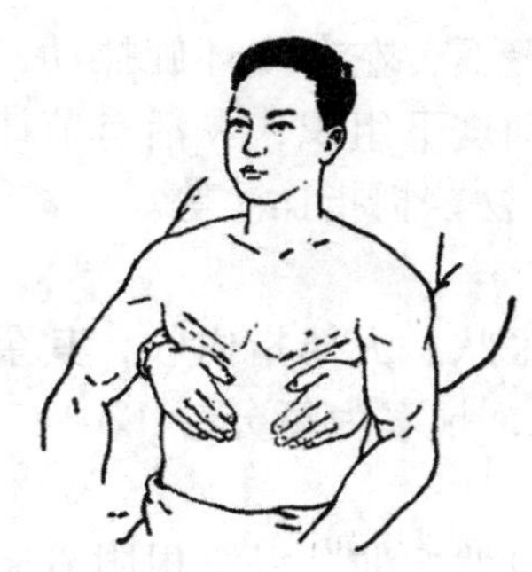
图3－3　全掌擦法

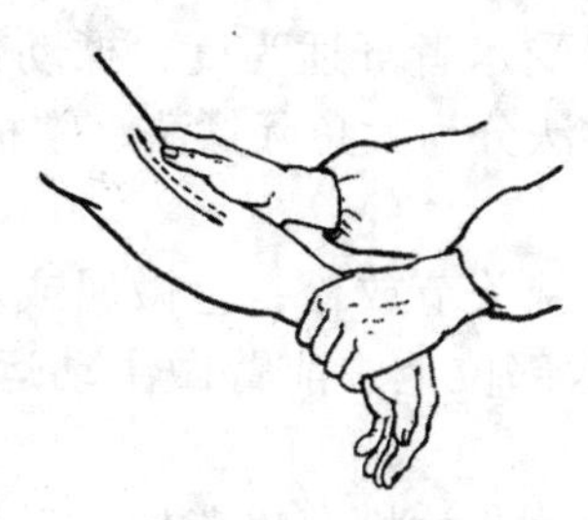
图3－4 大鱼际擦法

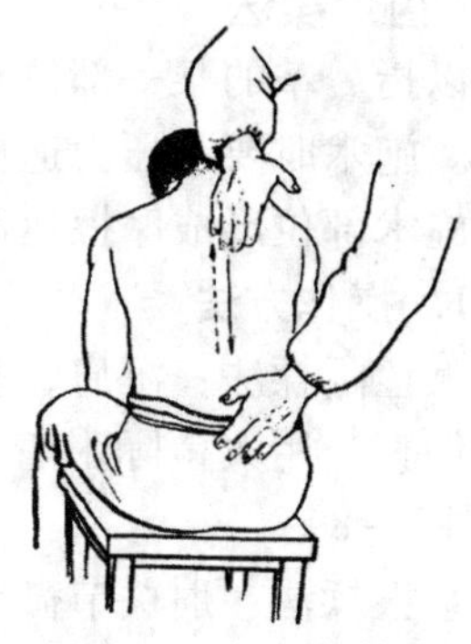
图3－5 小鱼际擦法

1. 操作方法

用全掌面、大鱼际、小鱼际平实地紧贴施术部位，但不宜过度施压，前臂或上臂做主动运动，使手的着力部分在体表做均匀的上下或左右直线往返摩擦移动，使施术部位产生一定的热量，以透热为度，即施术者感觉热徐徐进入受术者体内，频率一般为100次/min。长时间操作易致皮肤破损，因此常结合使用红花油等介质。

2. 作用

兴奋肌纤维、神经，加强局部血液循环，提高局部温度。

3. 应用

多用于腰背、胸腹、上臂、腿部，肌肉麻痹、萎缩、慢性损伤所产生的酸痛和风湿痛。

（三）推法

以指或掌着力于施术部位上，做单向直线推动，称为推法。推法分为指推法和掌推法等。根据用力的大小和作用的不同，推法又分为轻推法和重推法。

1. 操作方法

指推法：以拇指端着力于施术部位或穴位上，其余四指置于对侧或相应的位置以固定，腕关节略屈并向尺侧偏斜。拇指与腕部主动施力，向拇指端方向呈短距离单向直线推进（见图3－6）。

掌推法：以掌根部着力于施术部位，腕关节略背伸，肘关节伸直，上臂部主动施力，通过肘、前臂、腕，使掌根部向前方做单方向直线推进（见图3－7）。

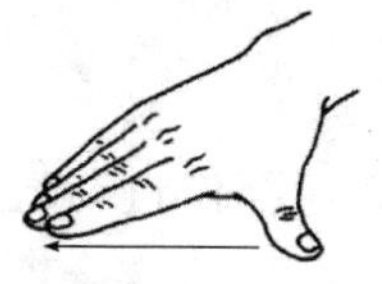
图3－6　指推法

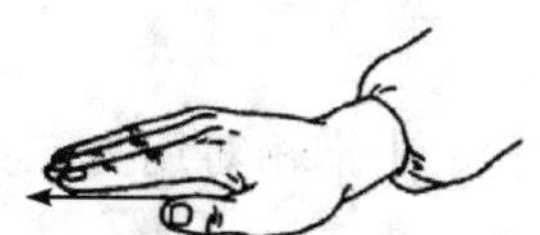
图3－7　掌推法

2. 作用

轻推法对神经系统起镇静作用。重推法可以促进血液和淋巴液回流。

3. 应用

适用于四肢、腰背和胸腹部等部位。对局部损伤瘀肿，可以肿胀部为中心向四周推压。对骨伤后肢端肿胀，可从肢端做向心性推压。

（四）揉法

以指、掌的某一部位在体表施术部位上做轻柔灵活的上下、左右或环旋揉动，称为揉法。施术时要求压力适中，以受术者舒适为度，揉动带动皮下组织，灵活有节律，不可在施术部位形成摩擦运动。揉法分为大鱼际揉法、掌根揉法、拇指揉法等。

1. 操作方法

大鱼际揉法：沉肩，垂肘，腕关节放松，呈微屈或水平状。大拇指内收，其余四指自然伸直，用大鱼际附着于施术部位上，前臂做主动运动，频率为每分钟 120～160 次（见图 3－8）。

掌根揉法：肘关节微屈，腕关节放松并略背伸，手指自然弯曲，以掌根附着于施术部位，前臂做主动运动，带动腕及手掌连同前臂做小幅度的回旋揉动，并带动该处的皮下组织一起运动，频率为每分钟 120～160 次，全掌揉法是以整个手掌掌面着力，操作方式与掌根揉法基本相同（见图 3－9）。

拇指揉法：是以拇指螺纹面着力于施术部位，其余四指置于相应的位置以支撑助力，腕关节微悬。拇指及前臂部主动施力，使拇指螺纹面在施术部位做轻柔的环旋揉动，频率为每分钟 120～160 次（见图 3－10）。

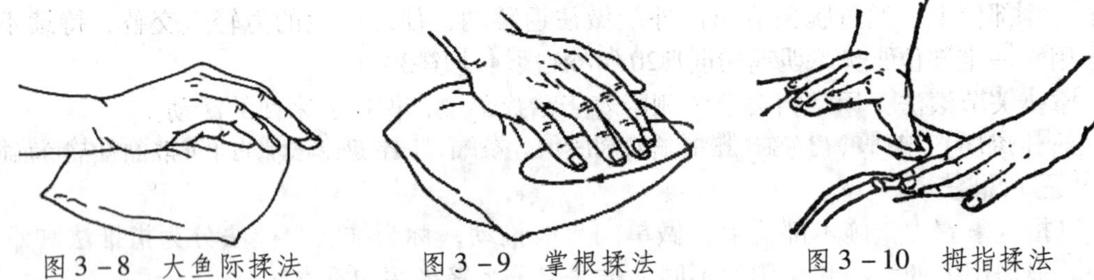

图 3－8　大鱼际揉法　　图 3－9　掌根揉法　　图 3－10　拇指揉法

2. 作用

松解粘连和疤痕组织，缓和强手法刺激，减轻疼痛。

3. 应用

适用于身体各部位。

（五）揉捏

拇指与其余手指相对用力，提捏肌肤或肢体并施以揉动，称为揉捏。揉捏分为三指揉捏、五指揉捏。

1. 操作方法

三指揉捏：拇指和食、中指相对用力，夹住治疗部位进行轻重交替、连续不断的提捏并施以揉动。

五指揉捏：拇指与食、中、环、小指相对用力，夹住治疗部位进行轻重交替、连续

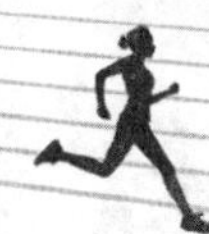

不断的提捏并施以揉动（见图 3－11）。

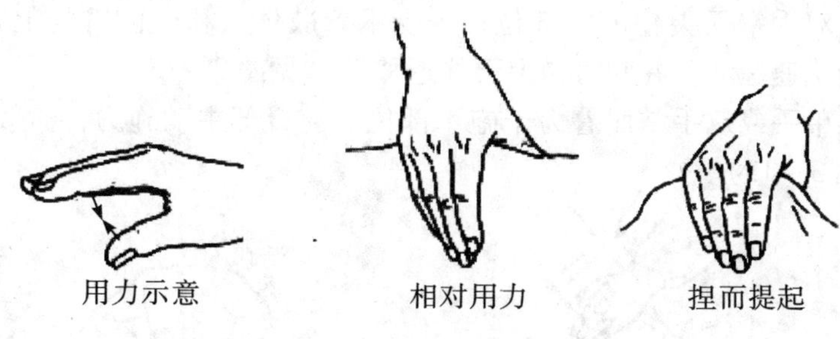

图 3－11　揉捏

2. **作用**

促进肌肉血液循环，清除肌肉疲劳性酸痛，解除肌肉痉挛，松解深部肌肉、肌腱的粘连，消除疼痛、肿胀和瘀血。

3. **应用**

揉捏是按摩肌肉的主要手法，多用于大腿、小腿、臀部等肌肉丰厚的部位，也可用于前臂和上臂。

（六）滚法

以手背部、掌指关节或前臂在体表进行连续的滚动，称为滚法。滚法分为手背滚、掌指关节滚和前臂滚。

1. **操作方法**

手背滚：用手背近小指侧部，或小指、无名指、中指的掌指关节突起部分着力，附着于一定部位上，通过腕关节屈伸外旋做往返移动，使之产生的力轻重交替、持续不断地作用于一定部位，频率为每分钟 120～160 次（见图 3－12）。

掌指关节滚法：用掌指关节背侧附着于治疗部位，做往返来回的滚动。

前臂滚法：用前臂尺侧附着于治疗部位，沉肩，上臂做主动摆动，带动前臂的旋转运动，使前臂在治疗部位上做持续不断的来回滚动。

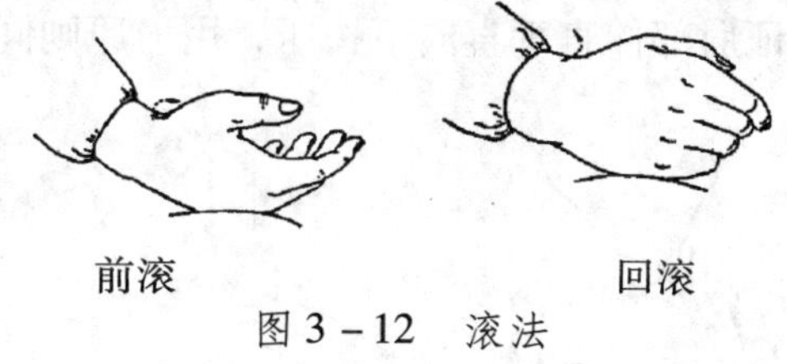

图 3－12　滚法

2. **作用**

有活血散瘀、消肿止痛和松解粘连的作用。

3. **应用**

适用于颈、肩、腰背、臀部与四肢肌肉较丰厚的部位。

（七）搓法

用双手掌面夹住肢体或以单手、双手掌面着力于施术部位，做交替搓动或往返搓动，称为搓法。搓法分为夹搓法和推搓法。

1. **操作方法**

夹搓法：以双手掌面夹住施术部位，令受术者肢体放松。前臂与上臂部主动施力，做相反方向的较快速搓动，并同时做上下往返移动（见图3－13）。

推搓法：以单手或双手掌面着力于施术部位。前臂部主动施力，做较快速的推去拉回的搓动（见图3－13）。

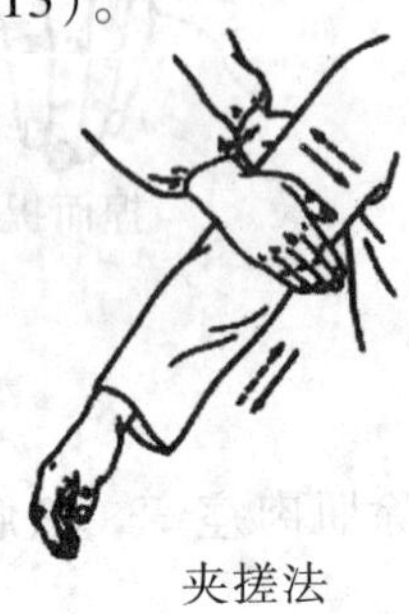

夹搓法　　推搓法

图3－13　搓法

2. **作用**

消除肌肉酸胀、疲劳，提高皮温和肌群的工作能力。

3. **应用**

适用于四肢、胸部、腰背部、肩、膝关节，多在推拿后阶段运用。

（八）按法

以指、掌等部位节律性地按压施术部位，称为按法。按法分为指按法和掌按法等。

1. **操作方法**

指按法：以拇指指腹着力于施术部位，其余四指张开，置于相应位置以支撑助力，腕关节屈曲40°~60°。拇指主动用力，垂直向下按压，使刺激充分达到肌体组织深层，以产生酸、胀、麻等感觉。当按压力达到所需的力度后，要稍停片刻，即所谓的“按而留之”，然后松劲撤力，如此反复操作（见图3－14）。

掌按法：以单手或双手叠掌掌面置于施术部位，利用身体上半部的重量，通过上、前臂传至手掌部，尽量保证肘部伸直垂直向下按压，用力原则同指按法（见图3－14）。

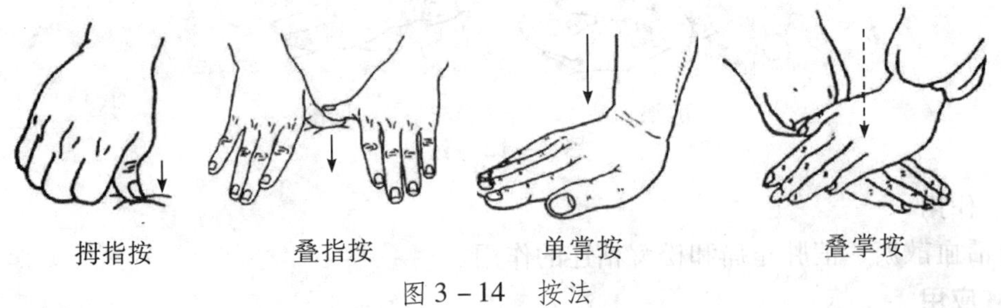

图3－14　按法

2. **作用**

指按法有镇静和止痛的作用。掌按法可以使肌肉放松、消除疲劳，并可使轻微错位的关节复位。

3. 应用

指按法多用于穴位和痛点，掌按法多用于肌肉丰厚处和脊柱。

（九）叩打

用手掌、拳背、手指、掌侧面叩打体表，称为叩打。本类手法包括击法、拍法和叩法。

1. 操作方法

击法：用拳背、掌根、掌侧小鱼际、指尖叩击体表，称为击法。拳背击时手握拳，腕伸直，用拳背平击一定部位，击打时主要运用肘关节屈伸；掌击时手指自然伸直，腕伸直，以掌根或掌侧小鱼际为着力点，击打一定部位；指尖叩击时前臂用力，腕随之屈伸，用指尖轻轻叩击一定部位（见图3－15）。

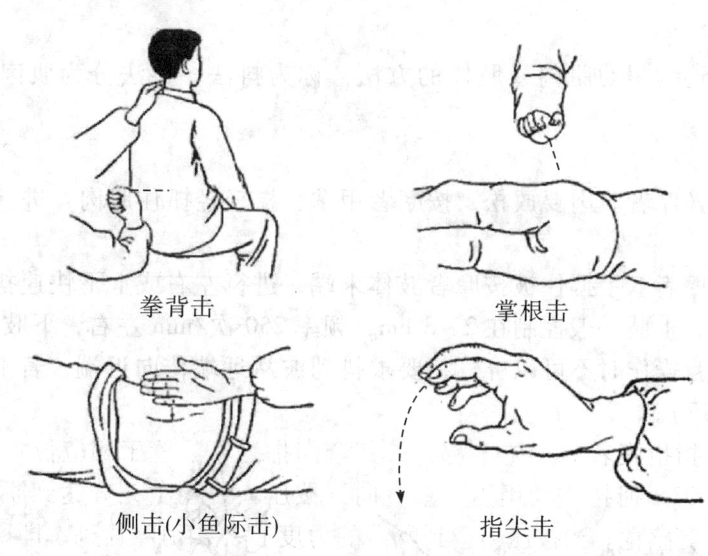

图3－15　击法

拍法：用虚掌拍打体表，称拍法。拍法可单手操作，亦可双手同时操作，操作时手指自然伸直，掌指关节微屈，虚掌平稳而有节奏平拍体表，前臂用力，腕关节略有屈伸（见图3－16）。

叩法：用虚拳、合掌或侧掌轻轻叩击体表，称为叩法。虚拳叩时虚握拳，用小鱼际侧轻轻捶击体表，双手交替，如击鼓状；合掌叩时两掌相合，五指略分开，用小指侧叩击一定部位，应用时可发出有节奏的啪啪声（见图3－16）。

2. 作用

促进血液循环，放松肌肉，消除运动后肌肉酸痛。

3. 应用

多用于腰、背、臀、下肢等肌肉丰厚的部位，头部用指尖叩击。

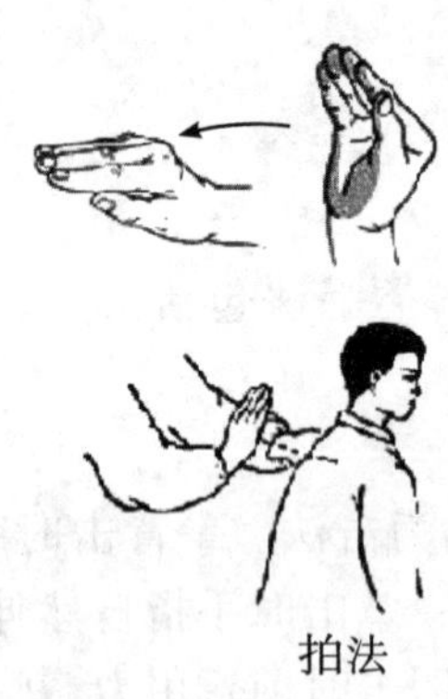

拍法

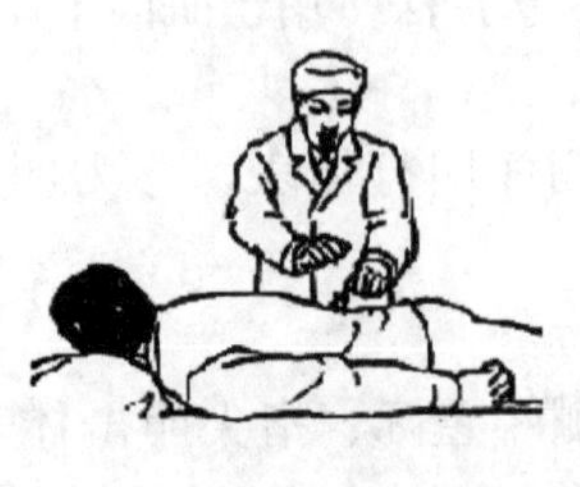

虚拳叩法

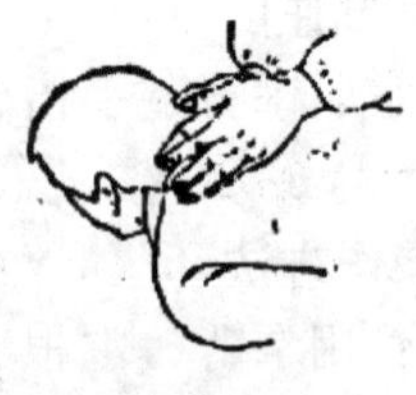

合掌叩法

图 3－16　拍法和叩法

（十）抖法

小幅度、快速连续摆动肌肉或肢体的方法，称为抖法。抖法分为肌肉抖动和肢体抖动。

1．操作方法

肌肉抖动：被按摩者肌肉要放松，按摩者用掌、指轻轻抓住肌肉，进行短时间的快速振动。

肢体抖动：按摩者双手握住被按摩者肢体末端，进行左右或上下快速抖动。抖动幅度要小，频率要快，上肢一般控制在 2～3 cm，频率 250 次/min 左右，下肢稍大，稍慢，约 100 次/min，并且操作时不可以屏气，要求抖动波从远端传向近端，若不到位，是施力有误（见图 3－17）。

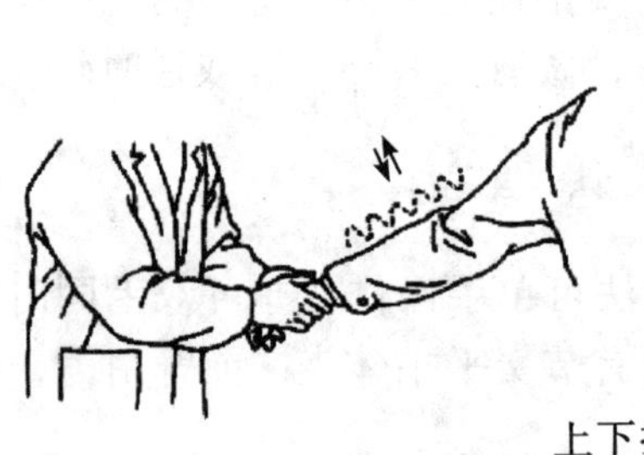

上下抖

横向抖

图 3－17　抖法

2. 作用

松解粘连，滑利关节，增大关节活动范围。

3. 应用

多用于肌肉丰厚的部位和四肢关节。有习惯性肩、肘、腕关节脱位者禁用。

（十一）摇法

使关节或半关节做被动的环转运动，称为摇法。包括颈项部摇法、全身四肢关节（上肢：肩关节、肘关节、腕关节、掌指关节和指间关节；下肢：髋关节、膝关节、踝关节）摇法。

1. 操作方法

颈项部摇法：受术者坐位，颈项部放松。术者立于其背后或侧后方，以一手扶按其头顶后部，另一手托扶于下颌部，两手臂协调运动，反方向施力，使头颈部按顺时针或逆时针方向进行环形摇转，可反复摇转数次（见图 3－18）。

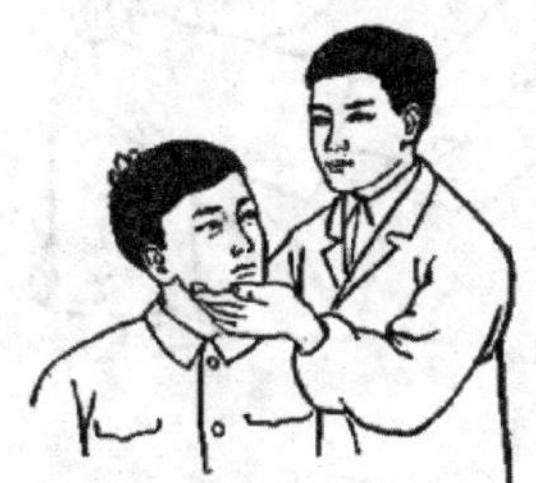

图 3－18　颈项部摇法

肩关节摇法：受术者坐位，肩部放松，被施术侧肘关节屈曲，术者站于其侧，两腿呈弓字步，身体上半部略为前俯。以一手扶按住肩关节上部，另一手托于其肘部，使其前臂放在术者前臂上。然后手臂协同用力，做肩关节顺时针或逆时针方向的中等幅度的环转摇动（见图 3－19）。

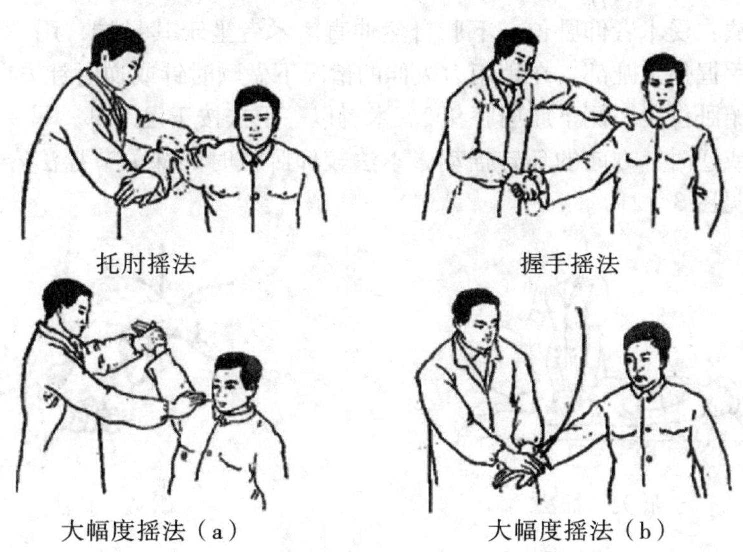

图 3－19　肩关节摇法

肘关节摇法：受术者坐位，屈时约45°左右。术者以一手托握住其肘后部，另一手握住其腕部，使肘关节做顺时针或逆时针方向的环转摇动。

腕关节摇法：受术者坐位，掌心朝下。术者双手合握其手掌部，以两拇指扶按于腕背侧，其余手指端扣于大小鱼际部，两手臂协调用力，在稍牵引的情况下做顺时针和逆时针方向的摇转运动。

掌指关节摇法：以一手握住受术者一侧掌部，另一手以拇指和其余四指握捏住五指中的一指，在稍用力牵伸的情况下做该掌指关节的顺时针或逆时针方向的摇转动。

髋关节摇法：受术者仰卧位，一侧屈髋屈膝，术者一手扶按其膝部，另一手握其足踝部或足跟部，将其髋、膝屈曲的角度均调整到90°左右，然后两手协调用力，使髋关节做顺时针或逆时针方向的摇转运动（见图3-20）。

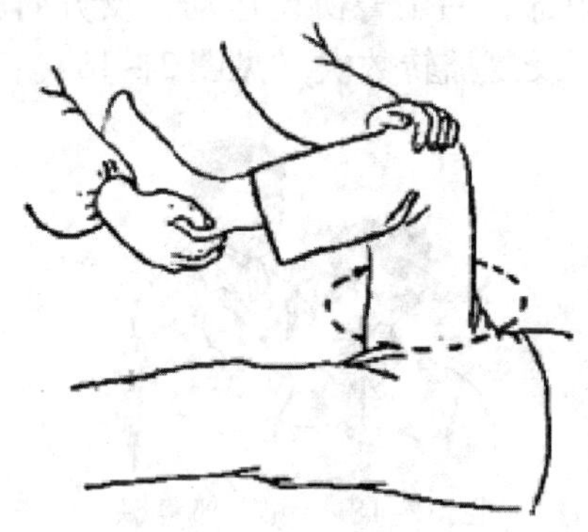

图3-20　髋关节摇法

膝关节摇法：受术者俯卧位，一侧下肢伸直放松，另一侧下肢屈髋屈膝。以一手扶按股后部以固定，另一手握其足踝部或足跟部，按顺时针或逆时针方向环转摇动（见图3-21）。

踝关节摇法：受术者仰卧位，下肢自然伸直。术者坐于其足端，用一手托握起足跟以固定，另一手握住足趾部，在稍用力拔伸的情况下做顺时针或逆时针方向的环转摇动。其次，受术者俯卧位，一侧下肢屈膝90°。术者以一手扶按于足跟部，另一手握住其足趾部，做顺时针或逆时针方向的环转摇动。本法较仰卧位时的踝关节摇法容易操作，且摇转幅度较大（见图3-21）。

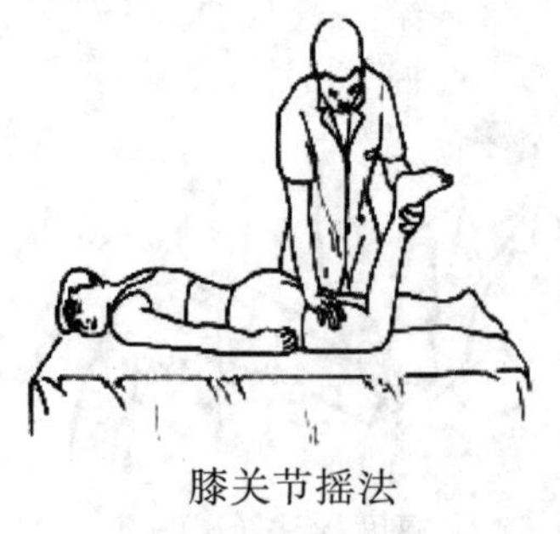

膝关节摇法

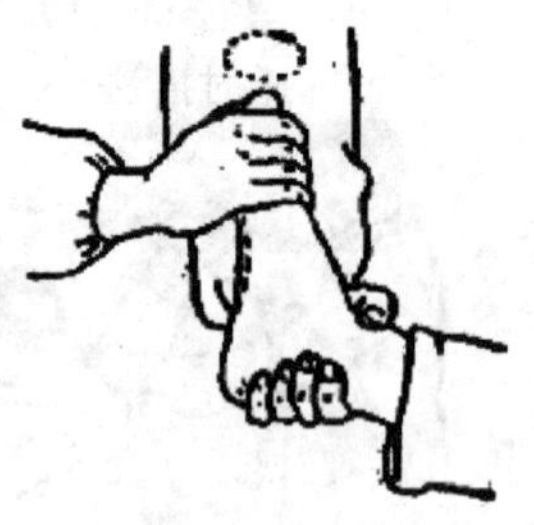

踝关节摇法

图3-21　膝关节摇法和踝关节摇法

2. 作用

能增加关节的活动幅度，维持肌肉和韧带的柔韧性。

3. 应用

常在各关节及肢体按摩结束时用此手法。

【注意事项】

(1) 按摩者的手要清洁，指甲要剪短。天气寒冷时，应将手搓热，再进行按摩。

(2) 按摩者和被按摩者均应取舒适体位，以便于操作和使局部肌肉放松。

(3) 按摩应按血液和淋巴回流方向进行，淋巴结部位不宜按摩。

(4) 按摩时用力由轻到重，再逐渐减轻而结束。要随时观察被按摩者的反应，以便及时调整按摩力度。

(5) 做关节被动活动时，活动幅度应在正常生理范围内，用力适度。

【思考分析】

消除运动后肌肉酸痛和疲劳的按摩手法有哪些?

实验二 穴位按摩

【实验目的】

掌握取穴方法，熟记常用穴位的作用与定位。

【实验器材】

人体经络模型、按摩床、穴位挂图、弹性皮尺。

【实验方法】

(一) 取穴方法

常用的取穴方法有自然标志法、骨度分寸法和手指同身寸法。

1. 自然标志取穴法

自然标志取穴法是根据人体体表的自然标志定取穴位的方法。

(1) 固定标志取穴：指不受人体活动影响而固定不移的标志，如五官、毛发、指（趾）甲、乳头、肚脐以及各种关节突起和凹陷部。例如两眉之间取印堂，腓骨小头前下缘取阳陵泉等。

(2) 活动标志取穴：指必须采取相应的动作姿势才能出现的标志。如曲池应屈肘于肘横纹外侧端取之，肩髃应外展上臂于肩峰前下方凹陷处取之。

2. 骨度分寸定位法

骨度分寸定位法以人体各个部位分别规定其折算长度，作为量取穴位的标准，男女老少胖瘦均适用，但需要注意，分部折寸的尺度应以被按摩者本人的身材为依据，且不同部位上其折量单位寸也不等长。例如：两前额发角之间的距离是 9 寸，而两乳头之间仅为8寸；两个人的前额发角之间的距离都是9寸，但是两个人的9寸和我们生活中用的标尺上的9寸并不一定相同，且两个人的9寸的长度也不一定相同。此法是自然标志法应用的扩大，是临床常用、适用穴位最多、准确性较高的定位法。

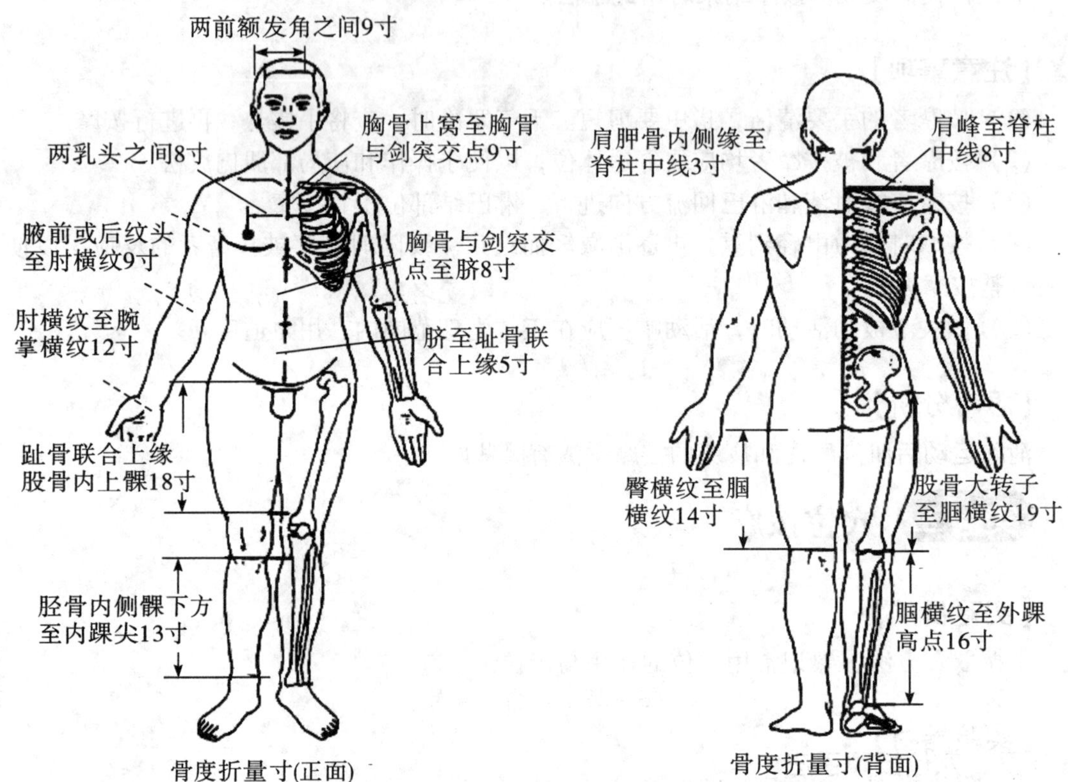

图3－22　骨度分寸

3. 手指同身寸取穴法

此法是以被按摩者的手指宽度为标准来度量取穴。该法需在自然标志和骨度法的基础上应用，不能以指量法悉量全身各部，否则长短会失度。

（1）中指同身寸：以被按摩者的中指中节屈曲时桡掌侧两横纹头之间的距离为1寸。可用于四肢部直寸和背部横寸的取穴。此法与骨度分寸相比略长，临床应用时应予以注意。

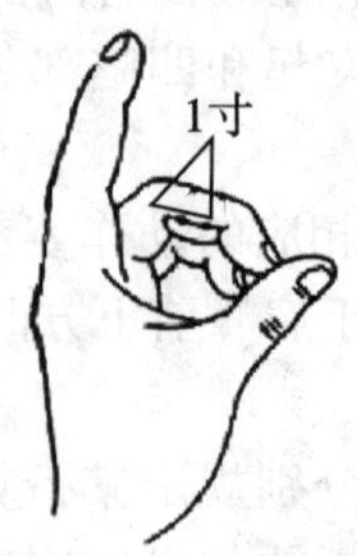

图3－23　中指同身寸

（2）拇指同身寸：以被按摩者拇指指关节的横度作为1寸，适用于四肢直寸的取穴。

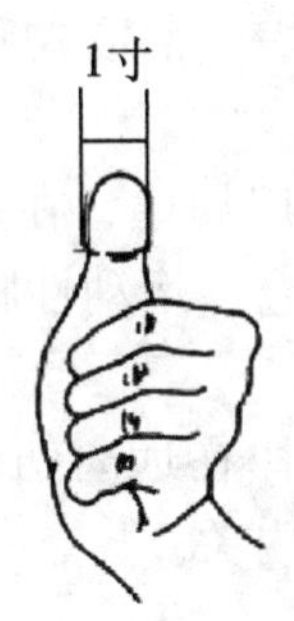

图3－24　拇指同身寸

（3）横指同身寸：令被按摩者将食指、中指、无名指和小指并拢，以中指中节横纹处为准，四指横量为3寸。

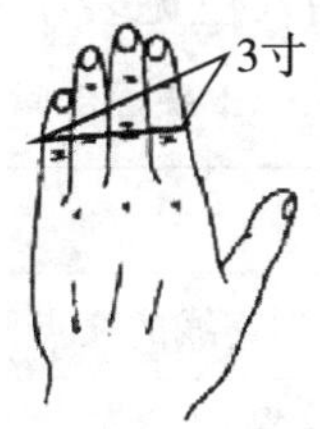

图3－25　横指同身寸

（二）穴位按摩手法

穴位按摩的常用手法有按法、揉法、拿法和掐法等。手法刺激的力量要灵活掌握，一般以局部出现酸、胀、麻、痛或温热为度，即“得气”感，“得气”后持续5 s左右，然后逐渐减轻压力，重复10～20次，最后轻揉结束以缓解疼痛刺激。

1．按法

用拇指指腹着力于穴位处，逐渐用力下压，称为按法。操作时其余四指握拳，紧靠拇指以助其发力。

2．揉法

用拇指指腹在穴位上做圆形揉的动作。揉动时要求手指不离开皮肤，力量轻缓柔和而均匀，使皮下组织随手指的揉动而运动。

3．拿法

拇指与食指或中指成弧形分开，用其指端部钳住对称的两个穴位，对合用力。有类似针灸中的透穴作用。操作时手的力量应贯注于手指端，其强度以达到酸胀为宜。

4．掐法

拇指指间关节屈曲，用拇指指尖在穴位处向下用力。在掐的同时根据需要可辅以推、拨、揉的动作。应用掐法时，应逐渐加力，使指端掐入，切勿突然用力。

（三）取穴原则

穴位按摩的取穴原则分为近部取穴、远部取穴和对症取穴三种。

1. 近部取穴

近部取穴是根据穴位的局部主治作用规律，在病变所在部位的局部和邻近部位选用穴位的原则。如踝关节扭伤，可选用昆仑；运动性腹痛，可选用中脘。

2. 远部取穴

远部取穴是根据穴位的远治作用规律在远离伤病的部位选用穴位的原则。如腰痛可选用委中；运动性腹痛可选用足三里、内关。

3. 对症取穴

对症取穴是根据穴位的特殊作用规律，选用对某种伤病有独特治疗作用的穴位的原则。如急性腰扭伤可选用扭伤穴，落枕可选用落枕穴。

（四）常用穴位

1. 头面部常用穴位

主要以自然标志取穴为主。常用穴位见表 3－1 和图 3－26。

表 3－1 头面部常用穴位

穴位	位置	主治
百会	头顶正中线与两耳尖连线的交点	头晕、头顶痛、昏迷
印堂	两眉内侧端连线的中点	头晕、前头痛、鼻病
太阳	眉梢与目外眦之间向后 1 寸凹陷处	头痛、眼病
人中	人中沟的上 1/3 与下 2/3 交界处	昏迷、急性腰扭伤
风池	胸锁乳突肌与斜方肌之间凹陷处，平耳垂	头晕、后头痛、颈痛

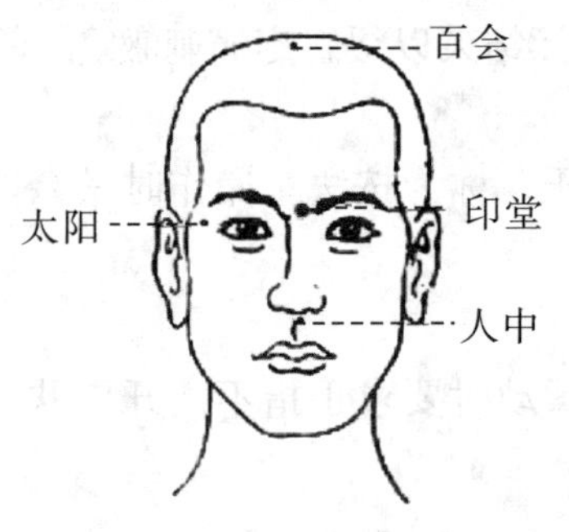

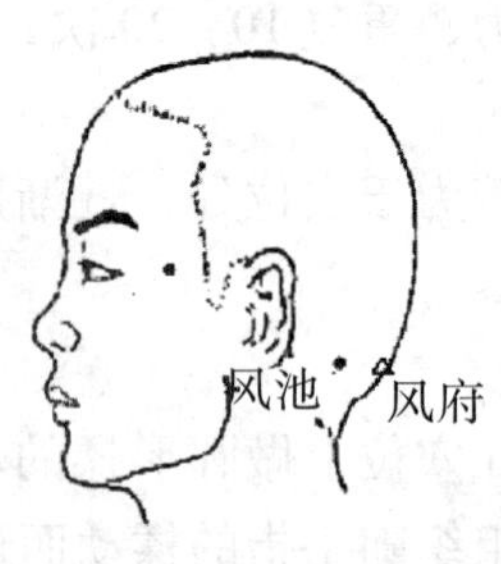

图 3－26　头面部常用穴位

2. 躯干部常用穴位

主要以骨度分寸定位法取穴为主，结合手指同身寸法。常用穴位见表 3－2 和图 3－27。

表 3－2 躯干部常用穴位

穴位	位置	主治
大椎	第七颈椎与第一胸椎棘突之间	发热、颈痛、中暑
天宗	肩胛冈下缘正中与肩胛下角连线的上 1/3 与下 2/3 交界处	肩胛部痛、落枕
肾俞	第二、三腰椎棘突间旁开 1.5 寸	腰痛、肾炎
大肠俞	第四、五腰椎棘突间旁开 1.5 寸	腰痛、肠炎
中脘	在上腹部，脐中上 4 寸，前正中线上	胃痛、呕吐、腹胀
气海	在下腹部，脐中下 1.5 寸，前正中线上	腹痛、虚劳体弱
关元	在下腹部，脐中下 3 寸，前正中线上	腹痛、虚劳体弱

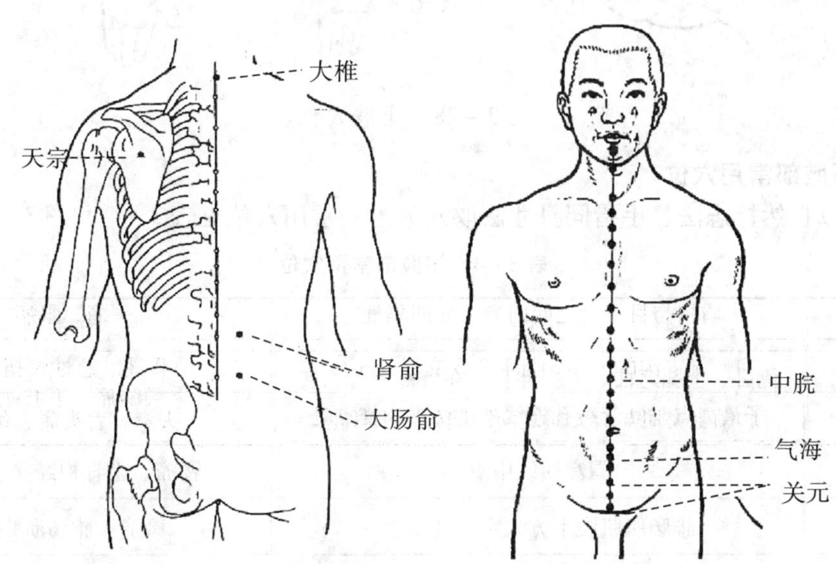

图 3－27　躯干穴位

3. 上肢部常用穴位

主要以自然标志法、手指同身寸法取穴为主。常用穴位见表 3－3 和图 3－28。

表 3－3　上肢部常用穴位

穴位	位置	主治
肩髃	上臂外展，肩关节前下方出现的凹窝	肩痛、臂痛、上肢瘫痪
曲池	屈肘成 90°，肘横纹桡侧端与肱骨外上髁连线的中点	肘痛、肩臂痛
扭伤	稍屈肘，半握拳，掌心向内，曲池与腕背横纹中央连线的上 1/4 与下 3/4 交界处	急性腰扭伤

续上表

穴位	位置	主治
外关	腕背横纹上 2 寸，尺、桡骨之间	腕臂痛、落枕、头痛
内关	腕掌横纹上 2 寸，掌长肌腱与桡侧腕屈肌腱之间	昏迷、腹痛、胸痛、上肢痛
合谷	第一、二掌骨之间，靠近第二掌骨体的中点	上肢痛、头痛、牙痛、腹痛
落枕	手背，第二、三掌骨间，掌指关节上 0.5 寸	落枕、手指麻木

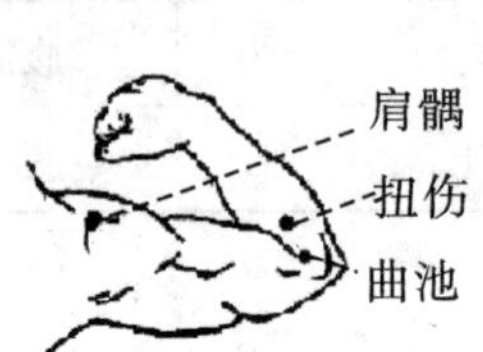

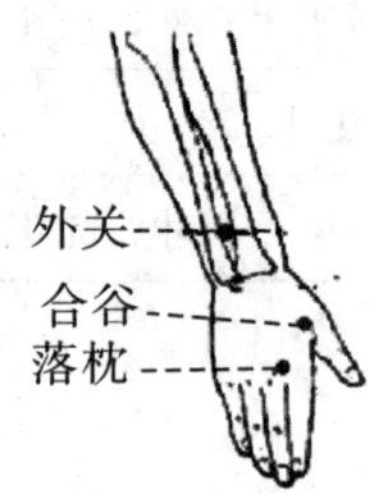

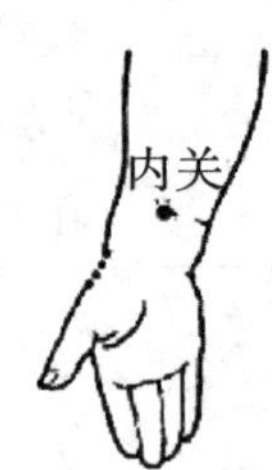

图 3－28　上肢穴位

4．下肢部常用穴位

主要以自然标志法、手指同身寸法取穴为主。常用穴位见表 3－4 和图 3－29。

表 3－4　下肢部常用穴位

穴位	位置	主治
环跳	侧卧、上腿弯曲、下腿伸直，在臀部股骨大转子最高点与骶管裂孔连线外、中 1/3 交点处	腰腿痛、下肢瘫痪
委中	腘窝横纹中点	腰痛、坐骨神经痛、膝痛
承山	腓肠肌肌腹下方人字纹处正中	腰痛、腓肠肌痉挛
犊鼻	屈膝，髌骨下方，髌韧带外侧凹陷中	腰痛、膝关节炎
血海	正坐屈膝，髌骨内上缘上 2 寸	膝痛、月经不调
梁丘	髌骨外上缘上 2 寸	膝关节痛、腹痛
膝眼	屈膝，髌骨下方，髌韧带内侧凹陷处	膝痛
阳陵泉	腓骨小头前下方凹陷处	膝痛、下肢瘫痪、胁痛
足三里	膝屈 90°，犊鼻穴下 3 寸，胫骨前缘外侧一横指	腹痛、膝痛、下肢麻木
悬钟	外踝尖上 3 寸，腓骨后缘	外踝扭伤、落枕
昆仑	外踝与跟腱之间	踝痛、腰痛、坐骨神经痛

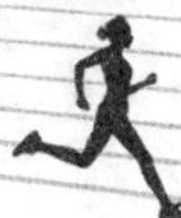

续上表

穴位	位置	主治
三阴交	内踝尖上 3 寸，胫骨后缘	下腹痛、月经不调
太溪	内踝与跟腱之间	踝痛、神经衰弱
涌泉	足底前脚掌凹陷中，足底前 1/3 与后 2/3 交界处	昏迷、中暑、足底抽筋

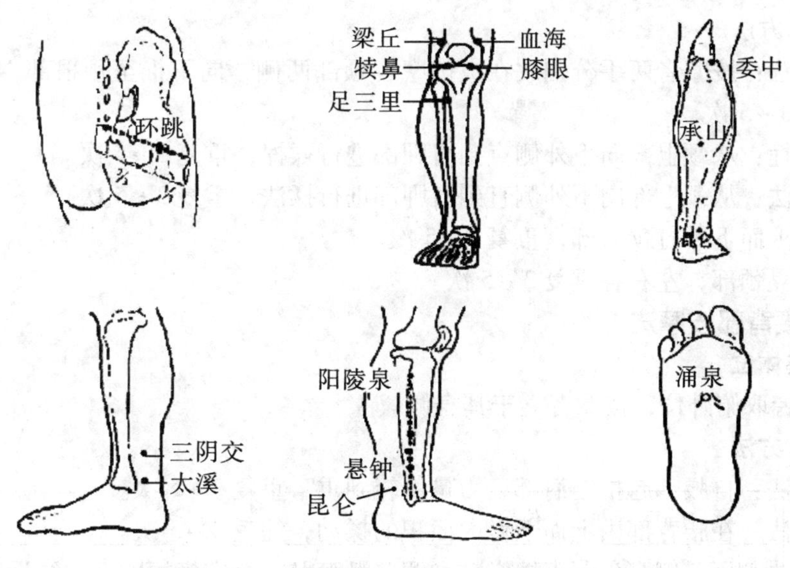

图 3－29 下肢穴位

【注意事项】

（1）点穴时应发力在腿，用力在腰，促动肩臂，力灌指端。

（2）操作前要先摆好被按摩者的体位，点穴用力时要由轻到重，再由重到轻。

【思考分析】

（1）动动中晕厥时可点掐哪些急救穴位？

（2）腰肌劳损可点掐哪些穴位？

实验三 身体各部位的按摩

【实验目的】

掌握身体各部位按摩的基本程序和方法。

【实验器材】

按摩床、穴位挂图、人体经络模型。

【实验方法】

（一）颈部按摩法

1. 操作体位

被按摩者取坐位，按摩者立于后侧方。

2. 操作方法

（1）推法：按摩者两手分别放在被按摩者颈部两侧，向下推至颈根部，再转向两侧肩部，重复3~5次。

（2）揉捏：从颈上部向下外侧直到肩胛部进行揉捏，重复3~5次。

（3）揉法：从颈上部向下外侧直到肩胛部进行揉法，重复3~5次。

（4）自上而下叩打颈肩部，重复3~5次。

（5）摇晃颈部，左右各重复3~5次。

（二）腰背部按摩法

1. 操作体位

被按摩者取俯卧位，按摩者立于其身侧。

2. 操作方法

（1）推法：自腰部起推至肩部，力量由轻到重，重复3~5次。

（2）揉法：在腰背部由上而下做大面积的揉动，往返3~5次。

（3）擦法：用掌侧小鱼际直擦脊柱和两侧骶棘肌，全掌横擦腰部，往返3~5次。

（4）点穴：用双手拇指点按肾俞、大肠俞、环跳、委中，每穴点按20~40 s。

（5）按压：双手重叠按压两侧骶棘肌、脊柱，自上而下反复2~3次。

（6）叩打：自上而下叩打骶棘肌，反复3~5次。

（7）滚法：自上而下滚腰部两侧，反复3~5次。

（三）胸腹部按摩法

1. 操作体位

被按摩者取仰卧位，按摩者立于其身侧。

2. 操作方法

（1）推法：掌推前胸，自上而下，反复3~5次。

（2）全掌揉摩腹部，点揉中脘、气海、关元穴，每穴20~40 s。

（3）掌振腹部，1 min。

（四）上肢按摩法

1. 操作体位

被按摩者取坐位，按摩者站（或坐）于其前面。

2. 操作方法

（1）揉捏上肢，由肩到腕，10~20遍。

（2）点曲池、扭伤、内关、外关、合谷、落枕穴，每穴 20～40 s。
（3）搓上肢，自上而下，3～5 遍。
（4）摇肩关节，正反各 5～10 遍。
（5）抖上肢，30 s。

（五）下肢按摩法

1. 操作体位

被按摩者取仰卧位，按摩者立于其身侧。

2. 操作方法

（1）掌推下肢，内侧、前侧、外侧，每条线 3～5 遍。
（2）揉捏下肢，自上而下，3～5 遍。
（3）点按血海、梁丘、阳陵泉、足三里、三阴交，每穴 20～40 s。
（4）摇晃下肢，正反各 5～10 遍。
（5）抖下肢，30 s。

然后变换体位，被按摩者取俯卧位，按摩者立于其身侧。
①揉捏臀部及下肢后侧，3 min。
②滚臀部及下肢后侧，3 min。
③点按环跳、委中、承山、昆仑、太溪，每穴 20～40 s。
④叩打臀部及下肢后侧，3 min。

【注意事项】

（1）操作时被按摩者的体位应摆放得舒适，力求使被按摩部位的肌肉处于放松状态。
（2）按摩者的体位应便于自己操作，且能持久，不损伤自己。

【思考分析】

（1）运动前推拿的主要目的是什么？应如何进行？
（2）对运动后全身按摩的顺序有何要求？

实验四 拔罐

【实验目的】

掌握拔罐的基本程序和方法。

【实验器材】

按摩床、玻璃罐、95%酒精棉球、止血钳、打火机。

【实验方法】

拔罐法是以罐为工具，利用燃烧排除罐内空气，造成负压，使之吸附于腧穴或应拔部位的体表，产生刺激，使被拔部位的皮肤充血、瘀血，以达到防治疾病的目的。

（一）拔罐方法

将酒精棉球稍蘸95%酒精，用打火机点燃，将带有火焰的酒精棉球，往罐底一闪，迅速撤出，马上将火罐扣在应拔的部位上，此时罐内已成负压即可吸住（见图3－30）。

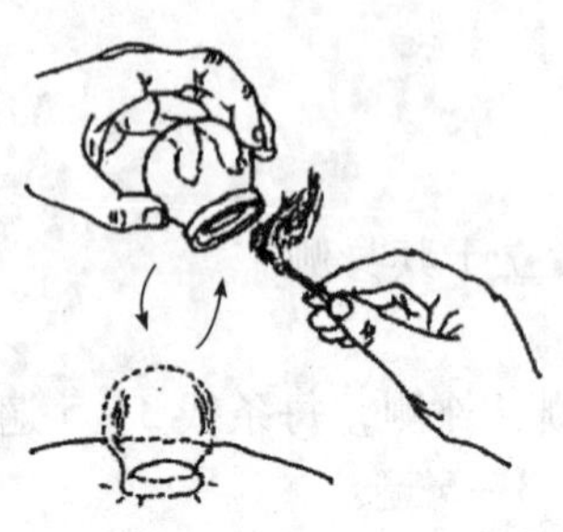

图3－30　闪火法

（二）留罐

又称坐罐，即拔罐后将罐子吸附留置于施术部位10～15 min。

（三）起罐方法

起罐时，一般先用左手夹住火罐，右手拇指或食指在罐口旁边按压一下，使空气进入罐内，即可将罐取下。若罐吸附过强时，切不可硬行上提或旋转提拔，以轻缓为宜。

【注意事项】

（1）拔罐时要选择适当的体位和肌肉丰满的部位。若体位不当或有所移动，以及骨骼凸凹不平、毛发较多的部位，均不可用。

（2）拔罐时要根据所拔部位的面积大小而选择大小适宜的罐。操作时必须迅速，才能使罐拔紧，吸附有力。

（3）用火罐时应注意勿灼伤或烫伤皮肤。若烫伤或留罐时间太长而皮肤起水泡时，水泡小的情况下无须处理，仅敷以消毒纱布，防止擦破即可。水泡较大时，用消毒针将水泡刺破放出水液，涂以龙胆紫药水，或用消毒纱布包敷，以防感染。

（4）皮肤有过敏、溃疡、水肿者，以及大血管分布部位，不宜拔罐。高热抽搐者，以及孕妇的腹部、腰骶部，亦不宜拔罐。

【思考分析】

（1）拔罐对人体有哪些益处？

（2）拔罐后局部呈现红晕或紫绀现象是否正常？

第四章　运动医学防护和急救技能

实验一　粘膏支持带贴扎术

【实验目的】

限制关节异常活动范围，增强关节的稳定性；促进肢体或关节的本体感觉；基于压迫及限制作用，支持和保护肌肉、肌腱组织。

【实验器材】

不同规格的运动胶布（白贴）和弹贴（轻弹贴、重弹贴）、雷可贴布、基底贴布、弹力绷带、蕾丝垫、皮肤膜、护垫、专用剪刀、剃刀、肥皂、酒精。

【实验方法】

（一）基本贴扎方法

1．贴扎步骤

（1）贴扎区皮肤准备：用肥皂和水清洗贴扎部位表面的油脂，如汗毛长应用剃刀刮除或用皮肤膜保护。

（2）贴扎：根据贴扎部位解剖、运动生物力学要求和损伤性质选用恰当类型和规格的胶布；患者取适当体位进行贴扎。典型的贴扎包括下列三个步骤。

①锚定点贴扎：用于贴扎时贴布两端附着。

②正式贴扎：贴扎时一般是从锚定贴布到锚定贴布，用于支持、保护或固定贴扎部位或增强关节稳定性。

③结束固定贴扎：最后结束时用胶布、轻弹贴或弹力绷带等固定住贴扎贴布以防脱落。

（3）移除贴布：运动防护贴扎通常于运动前0.5～1 h进行贴扎，运动后30 min内拆除，最长不超过24 h即须拆除。拆胶布要使用专用贴布剪刀或钝头剪刀，路径应从组织较松软或骨骼凹陷的地方经过（见图4－1）。若直接从皮肤上拆除贴布，要一手压住皮肤，另一手向相反方向将胶布以平行皮肤的方式慢慢剥离，此过程可使用去粘剂以使拆除更容易。拆除后要注意皮肤有无伤口、水泡或过敏等现象，如有要及时处理。

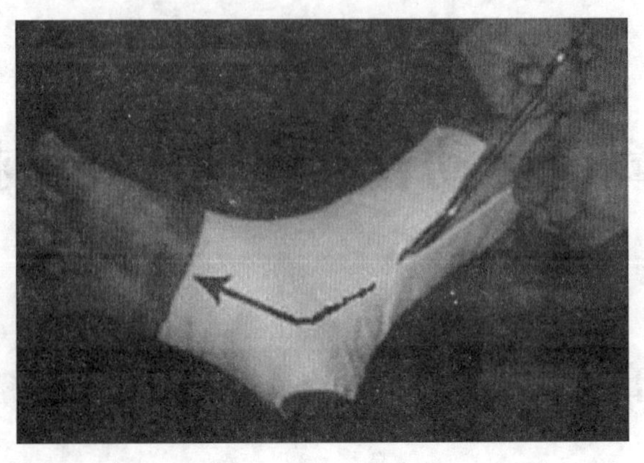

图4－1　踝贴扎后用专用剪刀移除路径

2. **贴扎基本技术**

贴扎的基本技术有如下10种（见图4－2）。

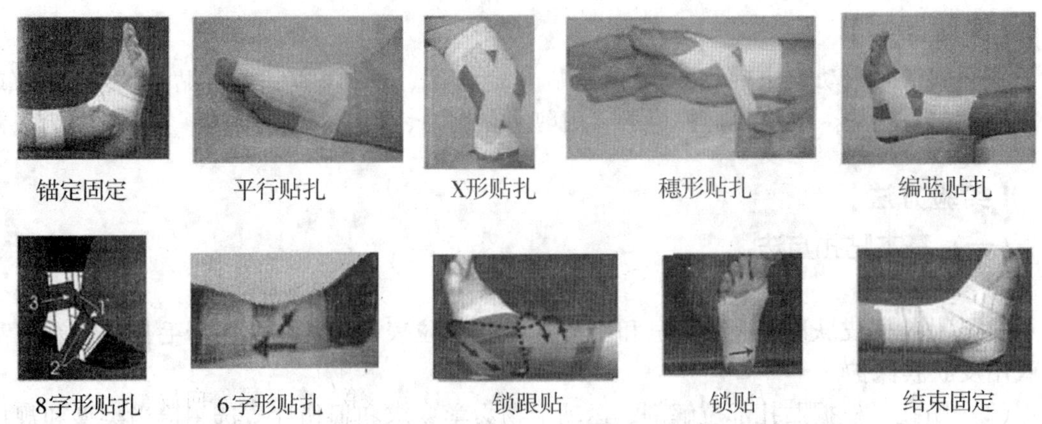

图4－2　基本贴扎法

（1）锚定点贴扎：贴扎时通常在损伤部位的上端或下端进行环形（闭锁型）或半环形（开放型）贴扎两圈，重叠1/3～1/2。运动贴扎时通常始于锚定点，终于锚定点，因而锚定点贴扎主要用于贴布固定。肌肉较丰厚部位多用重弹贴锚定。

（2）平行贴扎：贴扎时贴布相互平行，重叠1/3～1/2。主要是增加韧带的固定作用，稳定和限制关节活动。

（3）X形或米字形贴扎：贴扎时贴布呈X形或米字形交叉。主要应用于抑制关节的活动与固定肌肉，同时也作为韧带、肌腱及肌肉机能补强之用。通常应用在所欲固定或抑制部位的关节、肌肉或柔软组织。

（4）穗形贴扎：贴扎时贴布呈穗形，用于防止过度活动，常用于大拇指扭伤。

（5）马镫形和马蹄形贴扎：马镫形贴扎时贴布呈U字形，重复贴扎时既可用平行法，也可用放射状法。平行法为三条胶布平行贴扎的方式，放射状法为以踝髁为中心呈放射状贴扎的方式（如图4－3所示）。马镫形贴扎主要是应用于踝关节的固定与强化的

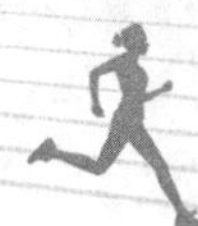

贴扎，特别是抑制踝关节过度内翻和外翻。马蹄形贴扎时贴布呈水平 U 字形，由脚背外侧的锚点处贴起，绕过足后跟，向脚背内侧的锚点处贴止。马蹄形贴扎用于限制踝关节的左右旋动作，增加关节稳定性。马镫形和马蹄形相结合即形成编蓝贴扎法，主要用于预防踝关节扭伤贴扎（如图 4－4 所示）。

（6）6 字形贴扎：贴扎时贴布呈 6 字形，常用于踝关节，主要是支持和强化一侧踝关节，防止内翻或外翻（如图 4－5 所示）。

（7）8 字形贴扎：贴扎时贴布呈 8 字形（见绷带包扎），多用弹力绷带或重弹贴进行包扎。8 字形贴扎多应用在动作较大的关节部位，如踝关节、肘关节、膝关节、腕关节等处。其目的在于有效发挥贴扎的强大抑制力及增强贴扎的稳固性，以达到完全抑制关节活动的效果。

（8）锁跟贴扎：贴扎时贴布呈穗形（如图 4－6 所示）。锁跟贴扎法是固定踝关节最强有力的贴扎法，在抑制踝关节动作的效果上，比 8 字形贴扎更为有效。锁跟贴扎的主要功能在于抑制踝关节的内外翻动作，通常是使用在 6 字或 8 字形贴扎之后。在预防伤害的复发上有显著的效果，故常被用作踝关节扭伤后预防再伤的贴扎。

（9）锁贴贴扎：采用短弧贴扎将贴扎时留下的空隙覆盖。

（10）结束固定贴扎：贴扎结束时用白贴、轻弹贴或弹力绷带固定，防止贴布脱落或缩回等。

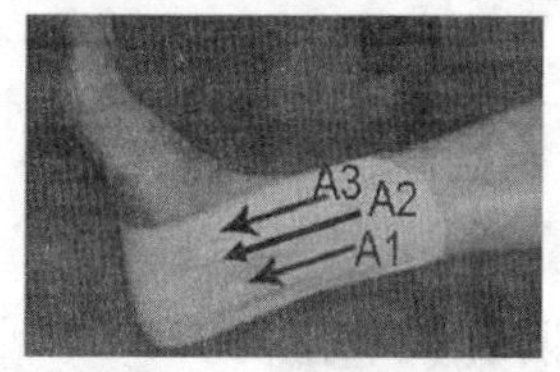

（a）平行法
第一条经踝后方（A1），第二条经踝（A2），第三条经踝前方（A3），三条相互平行。

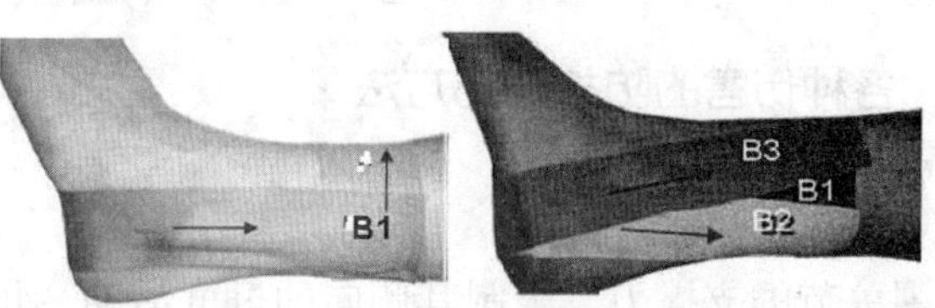

（b）放射状法
第一条经踝（B1），第二条经踝斜向后（B2），第三条经踝斜向前（B3），三条呈放射状。

图 4－3　马镫形贴扎法

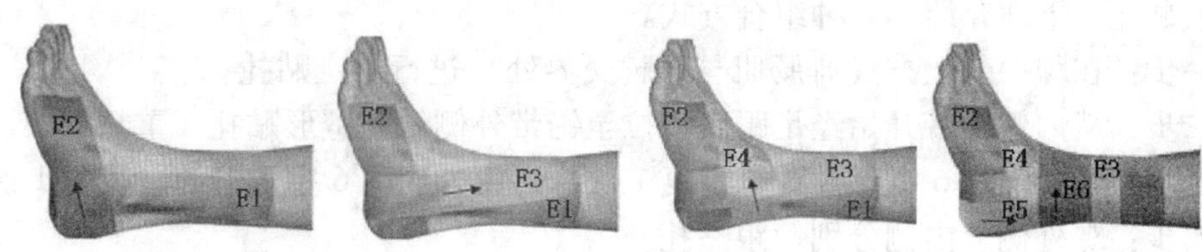

图 4－4　编蓝贴扎法

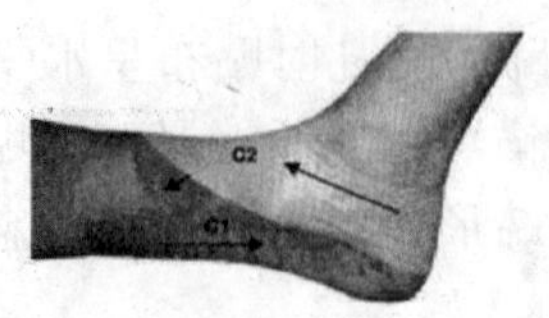

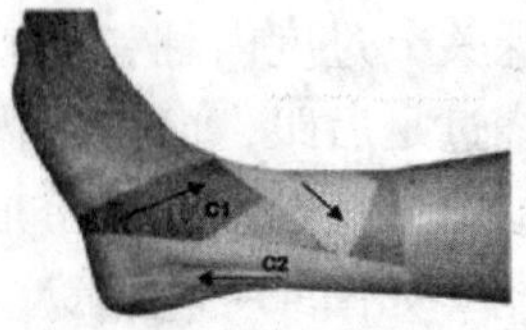

图4－5　6字形贴扎法

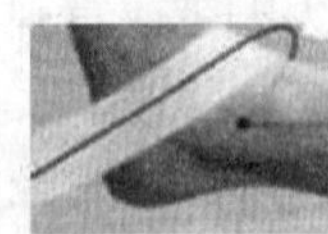
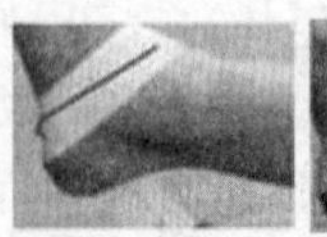
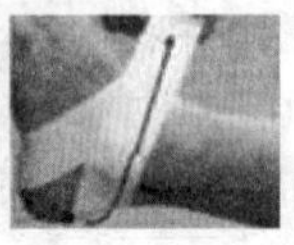

（a）单侧锁跟贴扎

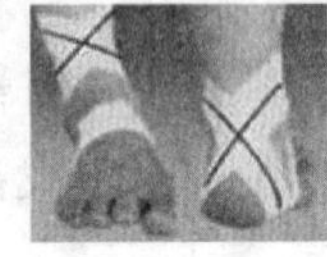

（b）脚背开口式锁跟贴扎

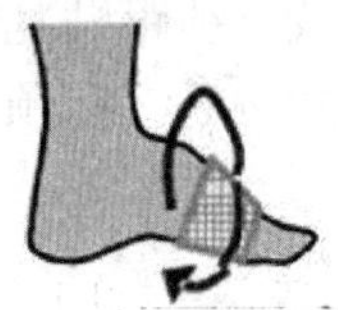
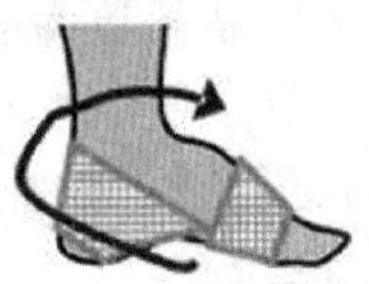
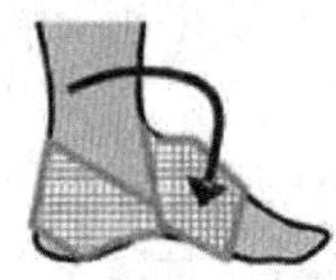
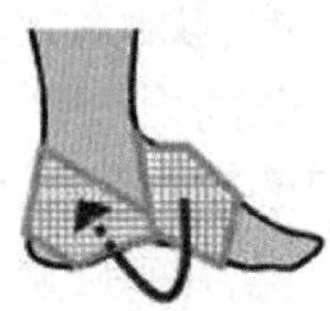
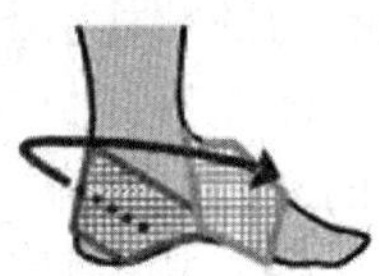

（c）锁脚背式锁跟贴扎

图4－6　锁跟贴扎法

（二）各种伤害的防护贴扎方法

1. 踝关节扭伤贴扎

【目的】

加强踝关节的支撑力，限制其侧向的过度活动，预防踝关节扭伤。

【方法】

位置：踝关节中立位或轻度背屈位。

贴扎主要有两种基本组合方式：第一种，锚定贴扎＋马镫形贴扎（3遍）＋6字形贴扎（由内向外2遍，由外向内2遍）＋踝外侧、内侧分别锁跟贴扎；第二种，锚定贴扎＋编蓝贴扎＋6字形（由内向外2遍，由外向内2遍）或8字形贴扎＋踝外侧、内侧分别锁跟贴扎。下面介绍第一种组合方式。

第一步：在踝关节上方（腓肠肌与跟腱交界处）进行锚定贴扎。

第二步：从内侧锚带开始经足跟底牵拉至锚带外侧做马镫形贴扎，重复2次。

第三步：由内向外6字形贴扎，重复1次；再由外向内6字形贴扎，重复1次。

第四步：踝外侧、内侧分别锁跟贴扎。

如图4－7所示。

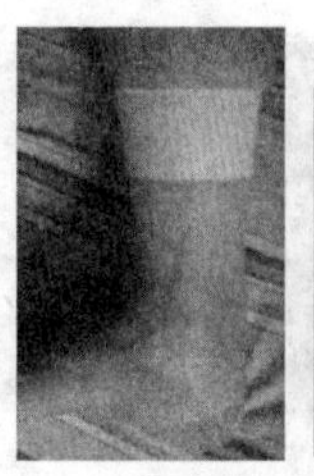
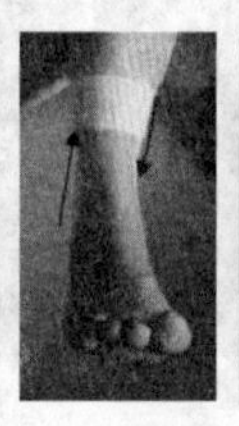
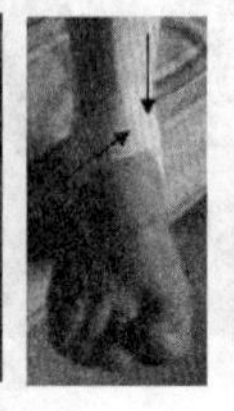
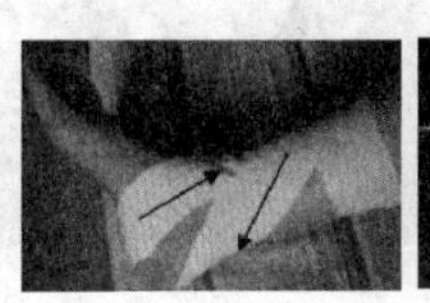
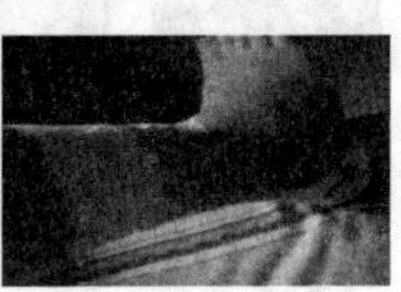

第一步　　第二步　第三步　　　　第四步

图 4－7　预防踝关节扭伤贴扎

2. **跟腱损伤贴扎**

【目的】

给予跟腱支撑及保护，并限制跟腱过度伸展。

【方法】

位置：俯卧，踝略微跖屈。

第一步：用重弹贴在小腿三头肌肌腹下缘打上锚点，脚跗骨关节处打下锚点。

第二步：在上下锚点之间，即跟腱上，贴扎重弹贴 3 条，可采用米字形贴扎法，也可根据实际需要适当增减。

第三步：在上下锚点处用轻弹贴做覆盖固定贴扎。

如图 4－8 所示。

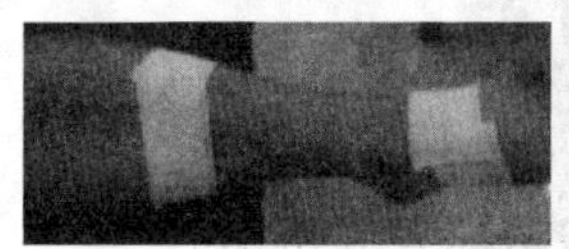
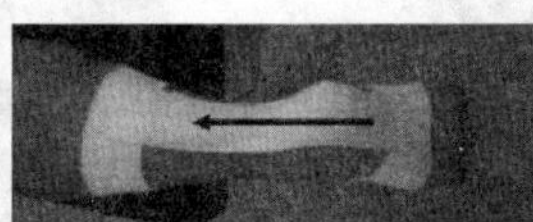

第一步　　　　第二步

图 4－8　跟腱损伤贴扎

3. **足底筋膜炎贴扎**

【目的】

支撑足底筋膜、韧带及相关组织，减轻足底筋膜压力，缓解疼痛。

【方法】

位置：坐于贴扎桌上，足伸出桌缘，并保持其功能姿势。

第一步：前足跖趾关节部做锚定贴扎。

第二步：用贴布从第五跖趾关节起沿外侧缘绕过足跟再斜向上回至起点；再用一贴布从第一跖趾关节起沿内侧缘绕过足跟再斜向上回至起点。如此反复 3～4 次。

第三步：空隙处从足跟起用短弧状弹贴反复向上平行锁贴。

第四步：最后从第五跖骨绕过足跟回至第一跖骨，再用轻弹贴在脚背环绕数圈固定。

如图 4－9 所示。

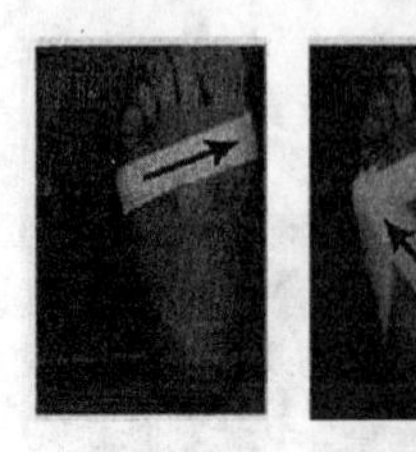
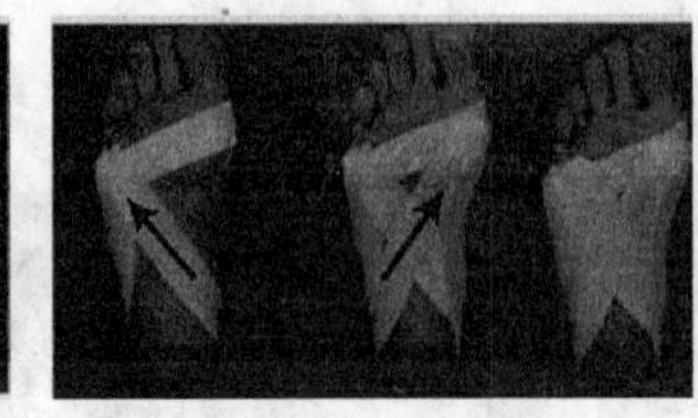
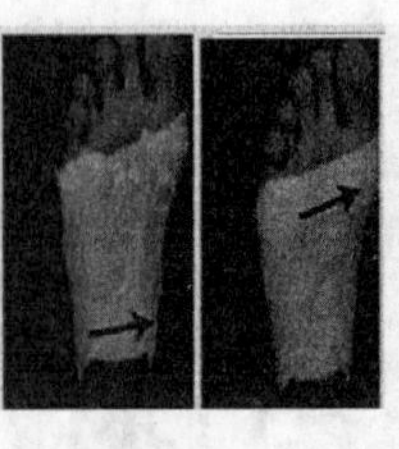
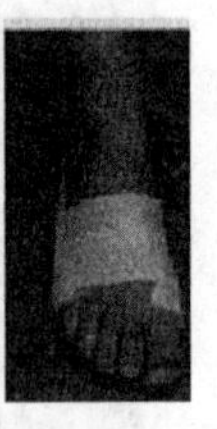

第一步 第二步 第三步 第四步

图 4－9 足底筋膜炎贴扎

4. 跟痛症贴扎

【目的】

提供跟下脂肪及其他软组织的支撑压迫力量，以减轻或分散疼痛部位的压力。

【方法】

位置：俯卧，踝略跖屈。

第一步：在足跟及足底分别做纵向和横向锚定贴扎，并在脚跟处放置护垫。

第二步：反复进行纵向和横向贴扎，直至把足跟全部贴扎包住。

第三步：再用轻弹贴结束固定，盖住上述纵向和横向贴扎胶布的尾端。

如图 4－10 所示。

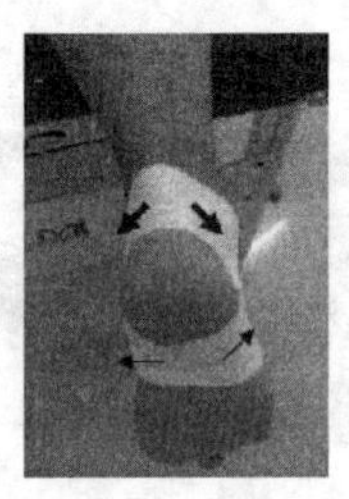
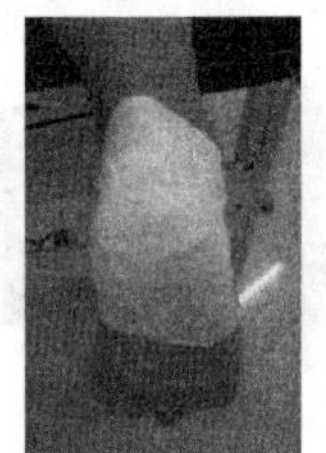

第一步 第二步

图 4－10 跟痛症贴扎

5. 腕关节扭伤贴扎

【目的】

限制手腕的过度伸展或屈曲，防止腕关节再扭伤。

【方法】

位置：中立位，手指张开。

第一步：在手掌、手腕及前臂中点偏下三处进行锚定贴扎，其中手掌处呈斜形贴扎。

第二步：如腕伸展痛，则腕微掌屈，用三条贴布从近端锚点至远端锚点呈米字形在掌侧贴扎；如腕屈曲痛，则刚好向相反方向贴扎。

第三步：用轻弹贴螺旋形贴扎盖住贴布。

如图 4－11 所示。

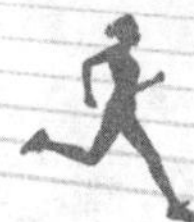

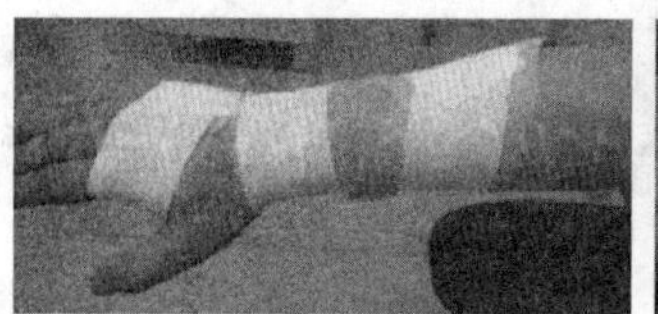

第一步

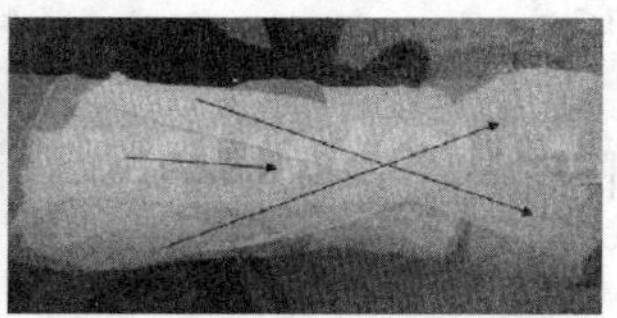

第二步

图 4－11　预防腕关节扭伤贴扎

6. 大拇指扭伤贴扎

【目的】

提供第一掌指关节适当的支撑力量，防止大拇指再伤。

【方法】

位置：大拇指略屈，手指功能位。

第一步：在腕关节处做固定锚贴扎。

第二步：用一条贴布从腕尺骨茎突经手腕背侧绕大拇指一圈至手腕掌侧回到尺骨茎突，呈穗形，重复 2 次。

第三步：最后在锚点处再环形贴扎覆盖固定住贴布。

如图 4－12 所示。

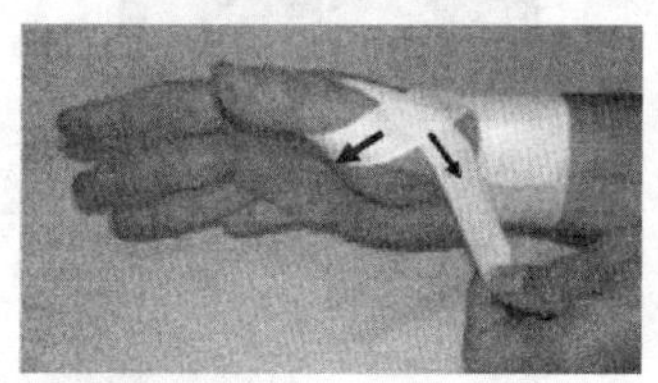

图 4－12　大拇指扭伤贴扎

7. 手指扭伤贴扎

【目的】

利用将伤指和伤侧健指一起固定的方式来避免伤侧再度受到过度牵拉，防止再扭伤。

【方法】

位置：伤指与邻近手指微屈。

第一步：伤指与邻近手指间置一护垫缓冲。

第二步：用两条贴布将两手指环形贴扎在一起。

如图 4－13 所示。

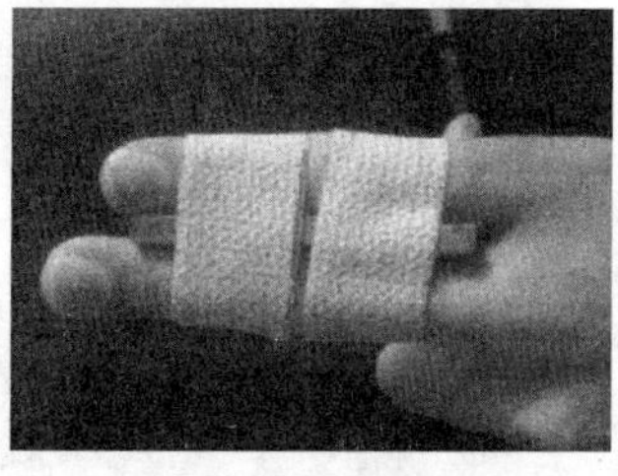

图 4－13　手指扭伤贴扎

8. **髌骨劳损贴扎**

【目的】

减轻髌骨、股骨间的压力和对胫骨粗隆的牵拉，预防损伤。

【方法】

位置：站立位，膝微屈20°～30°，大腿稍用力。

用重弹贴两端劈成X形，置于腘窝，四个尾拉向前，分别在髌骨上下交叉锁贴（如图4－14所示）。

贴扎时为避免对腘窝的刺激，在腘窝处放置保护垫；应注意避免对腘窝造成不必要的压力，施力着重在前方髌骨上下缘处。

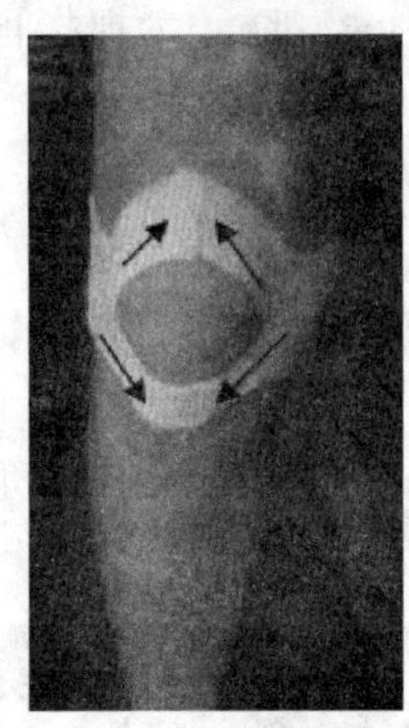

图4－14　髌骨劳损贴扎

9. **膝侧副韧带损伤贴扎**

【目的】

给膝关节提供一定的支撑，并提升关节周围肌群的本体感觉，防止再损伤。

【方法】

位置：站立位，膝微屈20°～30°（足跟踩脚踏垫），大腿保持稍用力。

第一步：先在大腿中段，然后在小腿中段用重弹贴做锚定贴扎。

第二步：从小腿锚定贴布内侧沿内侧副韧带位置从下往上贴至大腿固定贴布外侧，然后从大腿内侧沿内侧副韧带位置从上往下贴至小腿固定贴布外侧。根据需要重复一遍上述步骤（在膝内侧中点交叉），做成米字形贴扎。

第三步：用重弹贴两端劈成X形，置于腘窝，四个尾拉向前，分别在髌骨上下交叉锁贴。

第四步：轻弹贴固定两端。

如图4－15所示。

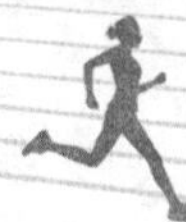

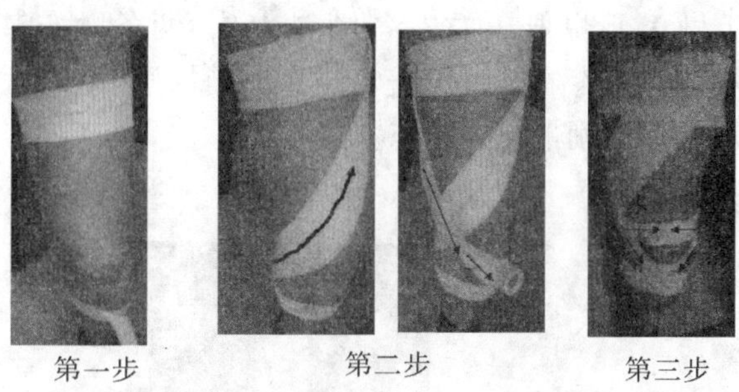

图 4－15　预防膝内侧副韧带损伤贴扎

10. **膝前交叉韧带损伤贴扎**

【目的】

增加对前十字韧带的支撑保护效果，预防膝前交叉韧带损伤。

【方法】

位置：站立位，膝微屈 20°～30°（足跟踩脚踏垫），大腿保持稍用力。

第一步：以重弹贴在大腿中段及小腿肌腹做锚定贴扎（以膝关节线为中点，往上到大腿中段环状固定的距离略长于中点到小腿环状固定的距离）。

第二步：用重弹贴从小腿锚定贴外侧开始，以适度拉力向上经胫骨粗隆至膝内侧，继续向后再横过腘窝螺旋向上至大腿前外侧的固定锚点。

第三步：用重弹贴从小腿锚定贴内侧开始，以适度拉力向上经胫骨粗隆方向至膝外侧，再横过腘窝螺旋向上至大腿前内侧的固定锚点，做模拟前十字韧带走向的贴扎方式。

第四步：用轻弹贴覆盖固定住贴布两端。

如图 4－16 所示。

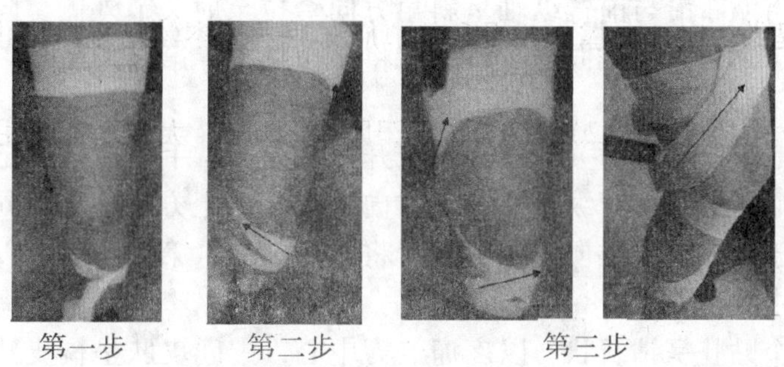

图 4－16　预防膝前交叉韧带损伤贴扎

11. **胫腓骨疲劳性骨膜炎贴扎**

【目的】

使用贴扎给予胫腓骨支撑及压迫，以缓解疼痛。

【方法】

位置：站立位，膝微屈 20°～30°（足跟踩脚踏垫）。

第一步：在疼痛范围上下做锚定贴扎，然后在左右两侧各做一条纵行锚定贴扎。

第二步：从下往上做 X 形贴扎，左右各倾斜 45°，两条贴布基本垂直，左右交替，每条压前一条的一半左右，将疼痛区域覆盖。注意适当加压。

第三步：用轻弹贴或弹力绷带覆盖锚点。

如图 4－17 所示。

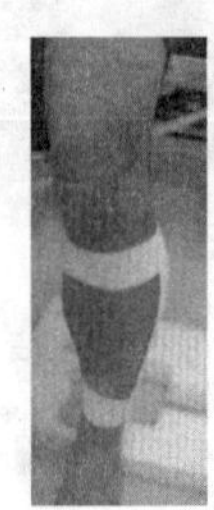
第一步

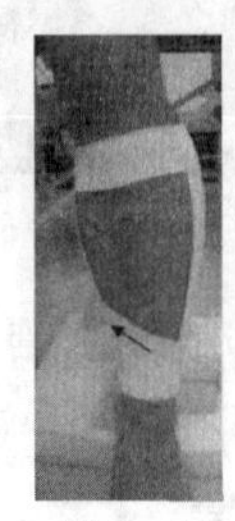
第二步

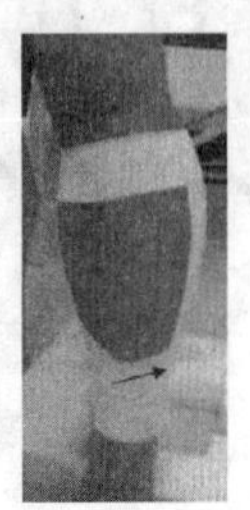
第三步

图 4－17　胫腓骨疲劳性骨膜炎贴扎

12. **网球肘贴扎**

【目的】

缓解疼痛。

【方法】

（1）McConnell 贴扎法。

适用于休息时或夜间有疼痛的网球肘患者。具体步骤：

位置：仰卧位，掌心朝下置于桌面，如果肘伸直更痛，则肘置于微屈位；如果肘弯曲更痛，则肘置于伸直位。

第一步：用一条贴布从前臂中线靠前臂近端开始粘贴，右手大拇指固定贴布起始端，左手用适当拉力将贴布沿与前臂纵轴呈斜角方向牵拉至肘关节外侧，同时左手食指将贴布下皮肤以垂直于贴布方向推向痛点，然后将贴布贴平；第二条贴布以相似手法贴至肘关节内侧。

第二步：第三条贴布从肘关节外侧起点开始粘贴，右手大拇指固定贴布起始端，左手用适当拉力将贴布沿与上臂纵轴呈斜角方向牵拉至肘上方中线处，同时左手食指将贴布下皮肤以垂直于贴布方向推向痛点，然后将贴布贴平；第四条贴布以相似手法从肘关节内侧贴至上臂中线。

第三步：整个贴扎呈钻石状，以疼痛点为中心，中间皮肤呈橘皮状。重复上述步骤一次。

如图 4－18 所示。

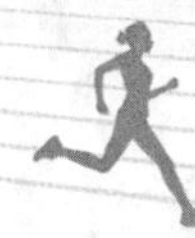

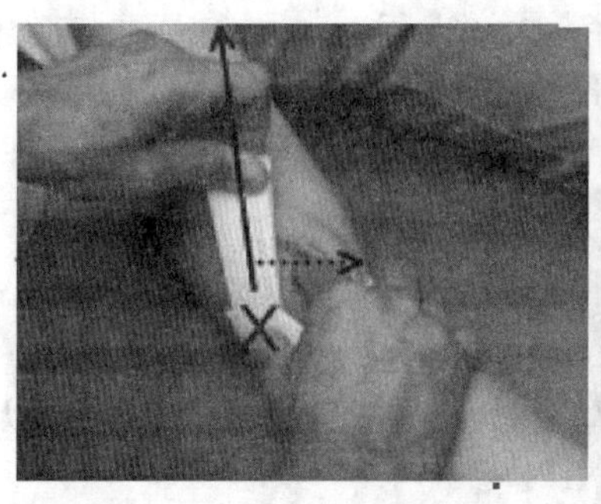

第一步

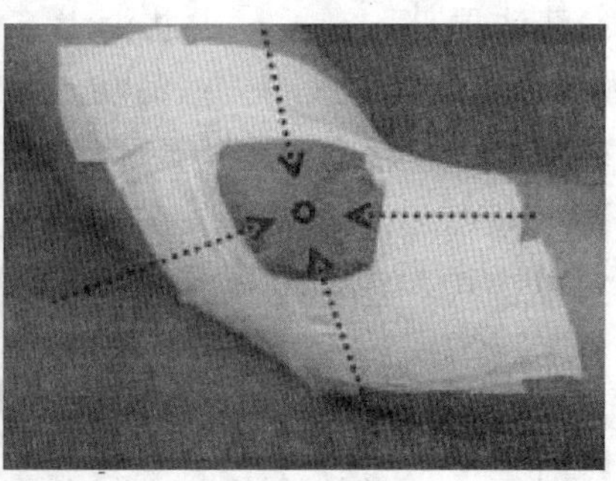

第二步

图 4－18 网球肘 McConnell 贴扎法

（2）Mulligan 贴扎法。

Mulligan 贴扎法对网球肘患者运动时减轻疼痛有较好效果。该法可先进行 Mulligan 手法松动（Mobilization with Movement，MWM），然后再贴扎。适用于运动时肘外侧疼痛的防护。具体步骤：

位置：上臂置于引发疼痛的姿势或将上臂置于肩胛平面（肩约前倾 30°），肘微屈，前臂旋前（掌心朝下）。

第一步：操作者一手固定肱骨远端，另一手用大拇指从肘关节内侧将前臂近端向外侧推至无痛位置，且此位置嘱患者伸腕也无疼痛。

第二步：从肘内侧（前臂近端）用 5 cm 宽基底贴布粘贴，操作者重新将前臂近端向外侧推至无痛位置，同时助手用力斜向外牵拉贴布至肘下方（肱骨远端）贴扎。

第三步：用雷可贴布强化，重复第二步。

重新评估功能活动及疼痛情况。

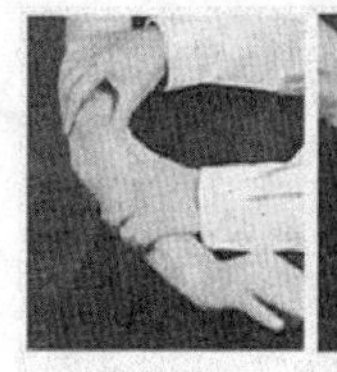

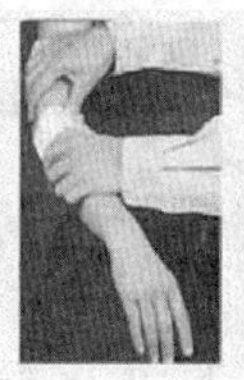

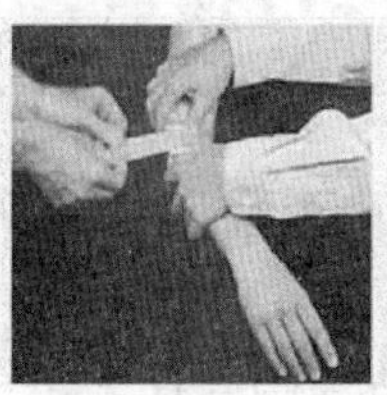

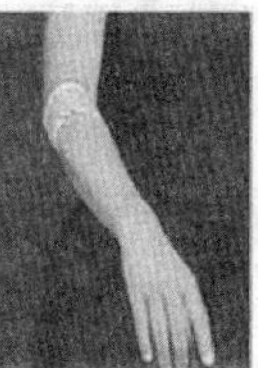

第一步　　第二步　　第三步

图 4－19 网球肘 Mulligan 贴扎法

13. **髌骨软骨病贴扎**

【目的】

针对髌骨疼痛患者使用雷可贴布和特殊贴扎方式以调整髌骨的排列，缓解疼痛，促进康复，防止再伤。

【方法】

采用 McConnell 贴扎法。

第一步：评估髌骨的倾斜及旋转程度。

第二步：清洁局部，剃毛，皮肤消毒，待干。以 12 cm 宽的基底贴布做基底贴扎（不要拉得太紧，以使髌骨尚有一些活动的余地为宜）。

第三步：描出髌骨的轮廓，将髌骨分为 4 个象限重新评估，以确定髌骨将要调整的角度与位置。

第四步：用一条 3 cm 宽的雷可贴布从髌骨中间贴向股骨内侧髁，以矫正髌骨的倾斜角度。

第五步：用另一条 3 cm 宽的雷可贴布从髌骨外侧缘贴向股骨内侧髁，以矫正髌骨向外侧滑动的倾向。

第六步：再用雷可贴布从髌骨下角朝对侧肩膀的方向贴去，以矫正髌骨的外旋倾向。

第七步：若髌骨的角度仍不理想，再加一条贴布。

第八步：做原本引起疼痛的功能性活动，评估贴扎的效果。如疼痛缓解不明显，需重新评估与贴扎。贴扎应在活动后或睡觉前移除。

如图 4－20 所示。

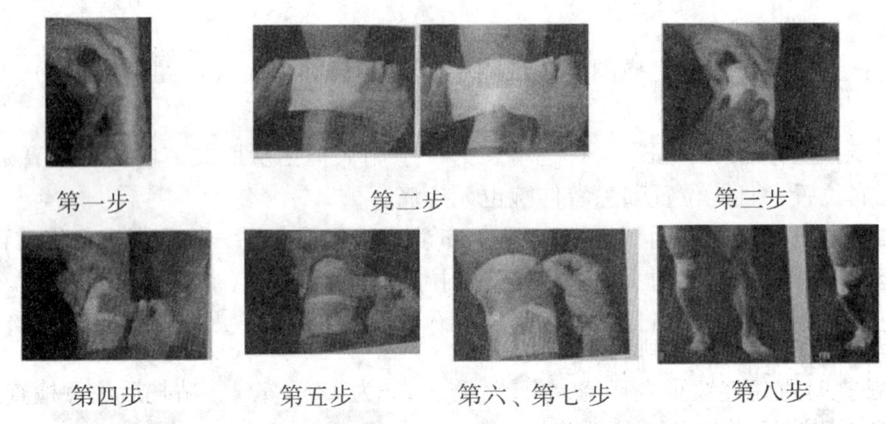

图 4－20　髌骨软骨病 McConnell 贴扎

14. **肩锁关节扭伤/肩峰下撞击综合征贴扎**

【目的】

支持并压迫肩锁关节周围受伤组织，防止再损伤。

【方法】

采用 McConnell 贴扎法。

位置：肩外展至 30°位。

第一步：先用一条重弹贴环上臂中段锚定贴扎，然后在肩膀上方（斜方肌上）用基底贴布从锁骨前面开始并向后，尾端向内侧方向延伸，使贴布以约垂直于斜方肌的纤维走向贴扎。

第二步：用三条雷可胶布从上臂锚点沿上臂在肩锁关节处呈米字形交叉。

第三步：用一条雷可胶布从前胸适度拉紧经肩锁关节至后背（覆盖基底贴布），另一条从后背至前胸重复一次。

第四步：在上臂用一条贴布环形贴扎固定。

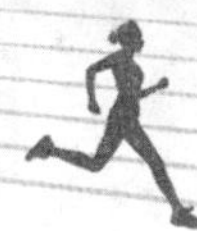

如图 4－21 所示。

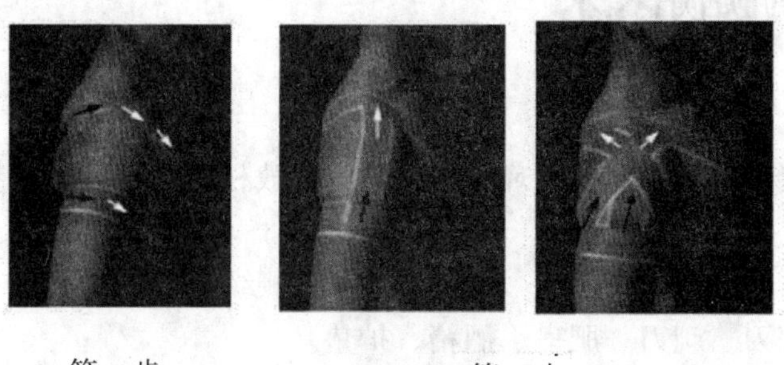

第一步　　　　第二步

图 4－21　肩锁关节扭伤/肩峰下撞击综合征 McConnell 贴扎

【注意事项】

（1）贴扎前需了解伤者情况，评估伤情；准备好贴扎用的材料；与伤者沟通取得良好合作。

（2）贴扎方法应主要根据损伤性质、运动生物力学要求及防护部位解剖特点选择贴布类型、规格（贴布宽度）和贴扎方法。一般手指或脚趾用 1. 25 cm 或 2. 5 cm 宽贴布；踝关节用 3. 8 cm 宽贴布；而膝、大腿等部位可用 5 ~7. 5 cm 宽贴布。

（3）贴扎部位有伤口时要先处理伤口，不可直接在伤口上贴扎。

（4）贴扎部位注意摆放体位。如损伤韧带一般要放在短缩位。

（5）粘贴时要平整。用手掌塑形，粘牢。无皱褶、间隙。

（6）有骨凸易摩擦部位，如踝关节、肘关节处宜涂凡士林，垫上蕾丝垫保护再贴扎。皮肤敏感者可用皮肤膜减轻刺激。

（7）贴扎时避免连续重叠环绕，每圈重叠部分为 1/3 ~1/2。贴扎后注意检查血液循环情况及有无引发不适现象，是否贴扎过紧。

【思考分析】

贴扎与运动康复训练有怎样的关系？

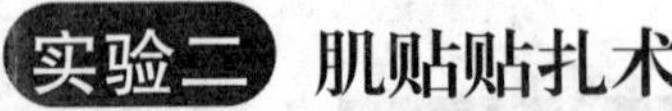

实验二 肌贴贴扎术

【实验目的】

减轻疼痛，促进淋巴和血液循环，增强肌力或放松肌肉，矫正姿势，防止再伤。

【实验器材】

肌贴贴布、剪刀、剃刀、肥皂、酒精、护垫。

【实验方法】

（一）基本贴扎方法

1. 贴布基本剪贴方法

I 形：贴布不剪裁，或在脐眼等特殊解剖位置处镂空，根据实际情况来决定宽度及“锚”（固定端）位置。I 形根据牵拉方向可促进肌肉放松或是诱发收缩，针对关节活动面或拉伤的软组织可进行不同程度的固定。其作用主要有放松肌肉、增强肌力、痛点提高，镇痛及固定作用。

Y 形：以包覆肌肉为主，作用是以贴的方向决定肌肉放松或是诱发收缩，调整肌肉张力，促进循环代谢。适合放松紧绷肿胀肌肉。

X 形：促进“锚”所在的位置血液循环及新陈代谢，达到止痛的效果，也就是所谓的“痛点提高贴布”。

O 形：提供稳定、固定及按摩的功用；维持肌肉张力，促进循环代谢；可减少软组织因长期固定而引起的萎缩或废用等不良反应；应用于骨折和软组织损伤。

爪形（散形、扇形）：以引流为主将组织间液导引进最近的淋巴结，来改善组织液滞留的情况，促进淋巴液、血液循环，消除肿胀，增加感知觉的输入。

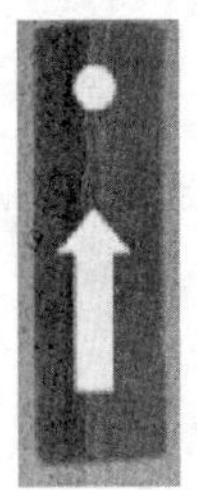
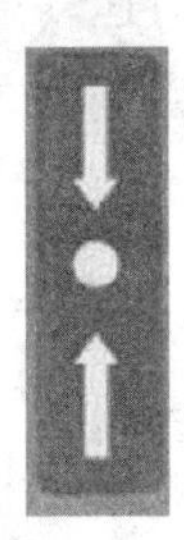
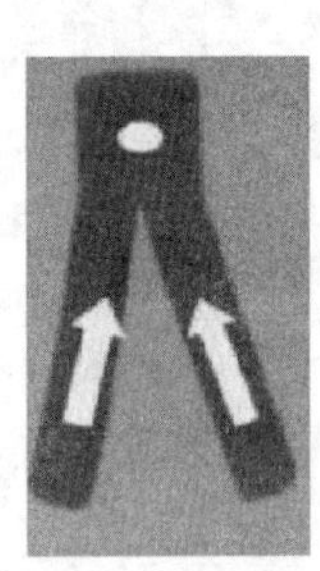
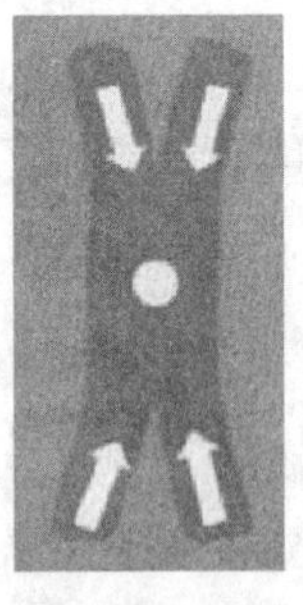
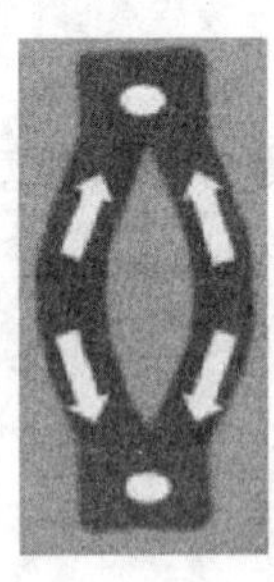
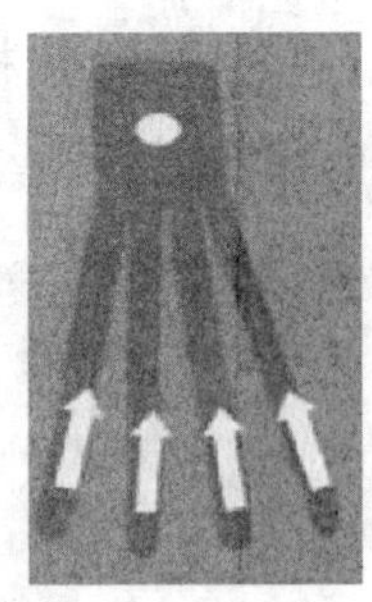

图 4－22　裁剪呈不同形状的肌贴
● 为粘贴起点　→为弹性回缩方向

弹性贴布依据弹力方向具有增强或放松肌肉筋膜韧带功用。肌贴的基本物理特性包括弹力、张力、应力、切力及粘着力等。弹力：为贴布被拉伸后本身具有的弹性回缩力，即向心力；张力：贴布受到外力作用时，本身具备伸展拉长特性，即离心力；应力：软组织受到贴布外力的作用时所产生的对抗力或软组织单位面积上所受到的来自贴布的垂直力量；切力：单位面积上的横向力量，可以水平牵动皮肤皱褶的走向；粘着力：贴布的粘胶附着于皮肤的力量。粘胶太黏，会导致皮肤过敏从而使横向力下降，稳定性较高；粘胶不黏，则不利于拉起皮肤，稳定性较差。

肌贴贴扎时施加的拉力对贴扎效果具有重要影响。一般贴扎时拉力主要有自然拉力、中度拉力和极限拉力三种。自然拉力：指贴布不施加任何外加拉力或仅施加小于 10% 的拉力，此时有促进淋巴循环及引流的效果；贴扎在肌肉上时，根据贴扎的方向不同，对肌肉分别有促进或放松的效果，具有引导筋膜流向的作用，能诱发正确姿势及带动肢体动作。中度拉力：指对贴布施加 10% ~30% 的拉力，对改变筋膜分布的相对位置或固定局部软组织有较佳的效果，支持及保护软组织，特别是延展性与收缩能力极小的肌腱或韧带组织，对疤痕结构提供垂直应力，避免疤痕过度增生并能改变结缔组织的分布。极限拉力：指对贴布施加 30% 的拉力，理论上可用于固定、矫正关节位置或限制关节活动范围，但此时效果不如“白贴”。

另外，肌贴有许多种颜色，其实材质并无差异，仅是利用其颜色心理学获取相应效应。

2．贴扎程序

（1）贴扎前评估：不论有无伤病皆要注意局部解剖结构及生物力学特点，对于有伤病者则需注意伤病本身的病理性质和特征，以便选取恰当的贴扎方法。

（2）贴扎姿势：贴扎时注意姿势，这是影响贴扎效果的重要因素。一般矫正时采用正中位，放松时肢体呈伸展位。

（3）固定端：贴扎时注意起点。

（4）贴扎方向和施加拉力：是贴扎的技术关键之一。肌贴固定端固定后，肌贴尾端须按一定方向并以一定拉力贴扎在相应部位。一定范围内施加拉力越大，肌贴的回缩力即向心力也越大。

（5）贴扎顺序：可以根据需要使用组合贴法，如 X 形 + 散状形，可以达到止痛加消肿的效果。一般贴扎顺序为淋巴引流贴扎→痛点提高贴扎（X 形或固定端在中点的 I 形贴布）→放松软组织（Y 形贴布）→增强及支持软组织（一端为固定端的 I 形贴布）→固定软组织（I 形或 O 形贴布）→强力矫正贴扎（I 形贴布）。

（6）有较重伤病又需要保持训练或比赛的，建议在训练或比赛时再加缠运动胶布或弹性绷带以增加伤处的固定和支撑。

（二）各种伤害贴扎方法

1．髌腱炎、髌腱腱围炎和髌尖末端病贴扎

【目的】

在有膝软、膝痛时可采用肌贴防护，目的在于止痛，强化及均衡大腿前后侧肌力。

【方法】

第一步：使用 X 形贴布减缓疼痛。让患膝屈至最大角度，将 X 形贴布中点固定于髌尖痛点处，4 个尾端以自然拉力往两侧粘贴。

第二步：使用 Y 形贴布强化股四头肌肌力。让患膝伸直，肌贴基部固定于股四头肌肌腹位置，以自然拉力沿肌腹贴至肌腹肌腱交界，再让患膝屈至最大角度，2 个尾端以自然拉力绕髌骨左右两侧最后交于胫骨粗隆。

第三步：使用 2 条 Y 形贴布放松左右两侧腘绳肌。患者取弓箭步，身体前弯，双手扶于桌面。先用 1 条 Y 形贴布固定于胫骨内髁下方，尾端以自然拉力沿腘绳肌群内侧走向贴至坐骨粗隆下方；另 1 条固定于腓骨小头，然后沿腘绳肌群外侧至坐骨粗隆下方。

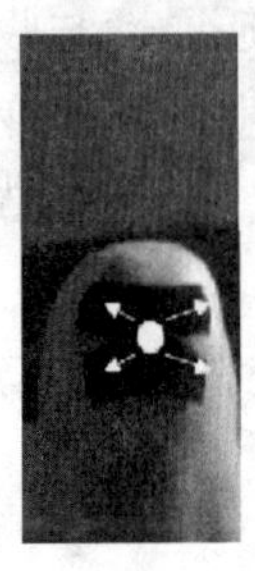
第一步

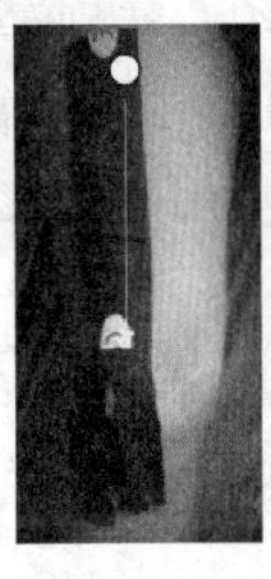

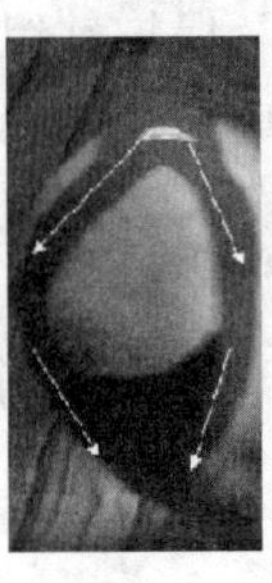
第二步

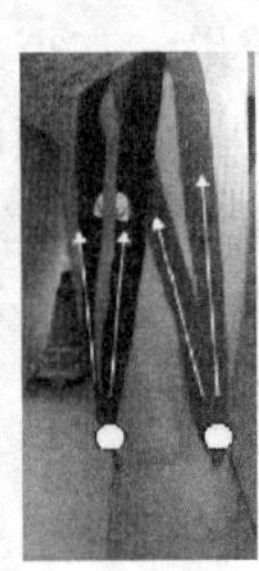
第三步

图 4－23　髌腱炎贴扎

注：图中附加的圈为固定起点，箭头为施加的拉力方向，以下各图同。

2. 髌骨软骨病贴扎

【目的】

在有髌骨软骨病时可采用肌贴防护，目的在于止痛，稳定髌骨，支持大腿前后侧肌力，减轻负荷。

【方法】

第一步：使用 X 形贴布稳定膝关节。让患者膝屈 20°～30°，将 X 形贴布中点固定于腘窝，4 个尾端以中等拉力向前绕髌骨进行钻石状粘贴。

第二步：使用 Y 形贴布强化股四头肌肌力。让患膝伸直，肌贴基部固定于股四头肌肌腹位置，以自然拉力沿肌腹贴至肌腹肌腱交界，再让患膝屈至最大角度，尾端以自然拉力绕髌骨左右两侧最后交于胫骨粗隆。

第三步：使用 Y 形贴布稳定髌骨。膝屈至最大角度，贴布基部固定于胫骨粗隆，尾端以自然拉力绕髌骨左右两侧粘贴交于髌骨上方。

第四步：使用 Y 形贴布促进腘绳肌。患者取弓箭步，身体前弯，双手扶于桌面。贴布基部固定于坐骨粗隆下方，以自然拉力沿左右两侧贴至胫骨内髁和腓骨小头。

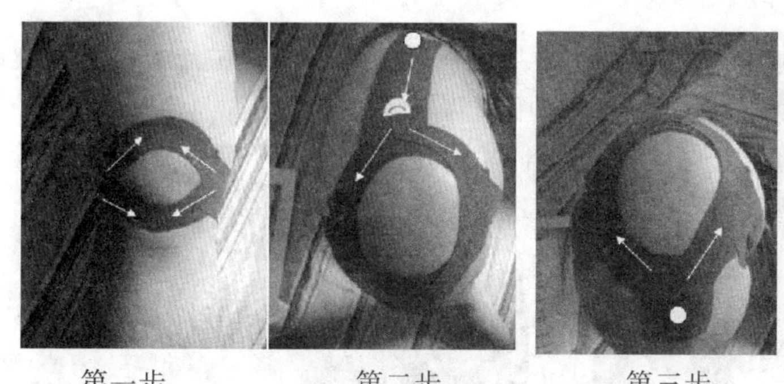
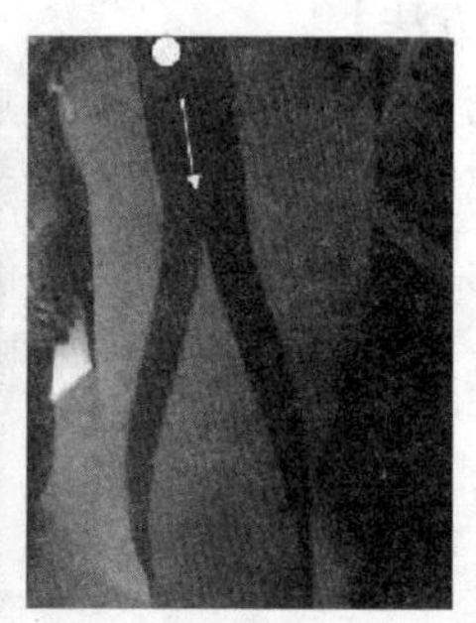

第一步　　第二步　　第三步　　第四步

图 4－24　髌骨软骨病贴扎

3．**髂胫束综合征贴扎**

【目的】

运动时可采用肌贴防护，目的在于止痛，强化髋外展肌及股四头肌肌力。

【方法】

第一步：使用 X 形贴布减缓疼痛。让患膝处于正中伸直位，将 X 形贴布中点固定于股骨外上髁痛点处，尾端以自然拉力往两侧粘贴。

第二步：使用 I 形贴布强化髋外展肌。患膝伸直向后内收至最大角度。基部固定于髂嵴，以自然力沿肌走向贴至腓骨头。

第三步：使用 Y 形贴布强化股四头肌肌力。让患膝伸直，肌贴基部固定于股四头肌肌腹位置，以自然拉力沿肌腹贴至肌腹肌腱交界，再让患膝屈至最大角度，尾端以自然拉力绕髌骨左右两侧最后交于胫骨粗隆。

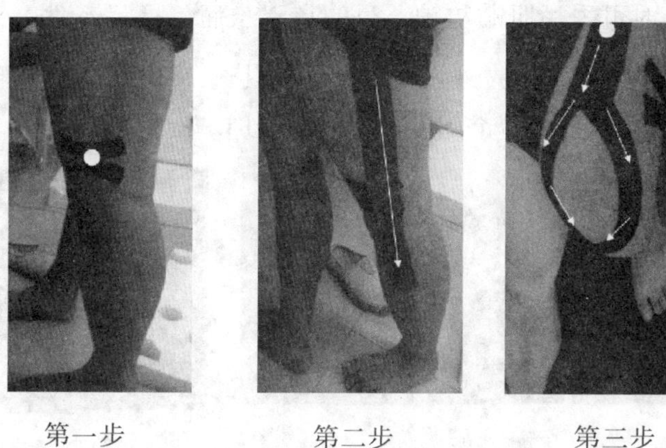

第一步　　第二步　　第三步

图 4－25　髂胫束综合征贴扎

4．**足底筋膜炎贴扎**

【目的】

运动时可采用肌贴防护，目的在于支持足底筋膜，矫正姿势。

【方法】

第一步：使用四爪形贴布支持足底筋膜。让患者俯卧，踝处于放松位，基部固定于足跟部，边上两条以自然力拉向足底两侧，中间两条均分间距拉向足底。

第二步：使用I形贴布矫正姿势。下肢伸直，足内翻，贴布基部固定于腓骨头，以自然拉力沿腓骨肌走向粘贴，最后绕至足底。

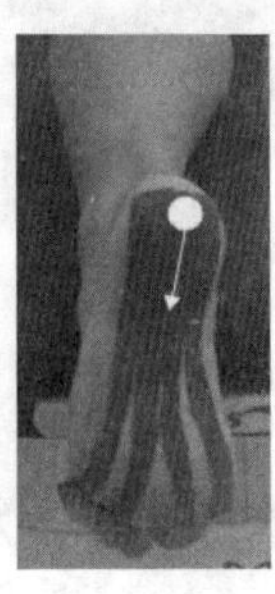
第一步

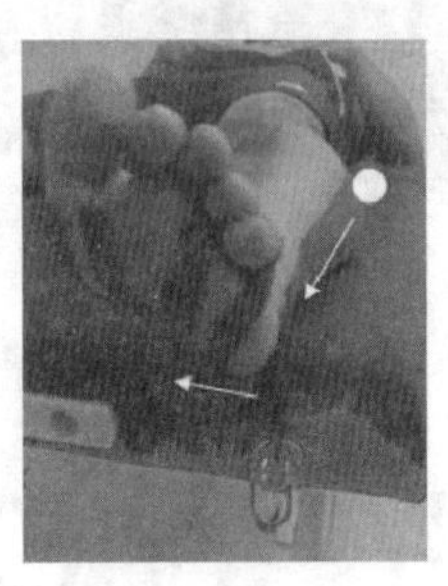
第二步

图4－26　足底筋膜炎贴扎

5. 下腰痛贴扎

【目的】

有症状时可采用肌贴防护，目的在于放松局部肌肉，加强腹侧肌肉保护。

【方法】

第一步：使用Y形贴布放松腰方肌。体前屈，贴布基部固定于髂嵴，内侧尾端以自然力沿腰方肌走向贴至第1腰椎横突；然后体前屈并旋转至对侧，外侧尾端贴布以自然力贴至第12肋。对侧同法。

第二步：使用I形贴布强化腹外斜肌。一手臂上举，身体向同侧转至最大角度。基部固定于第10～12肋，以自然力沿腹外斜肌贴至髂前上棘。对侧同法。

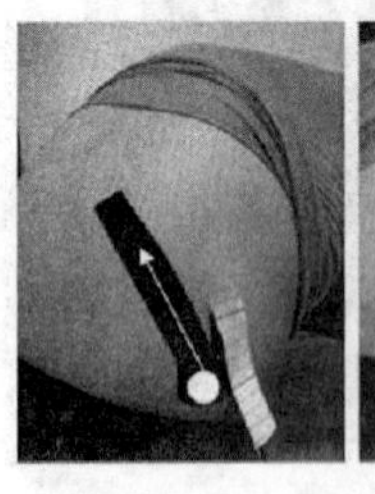
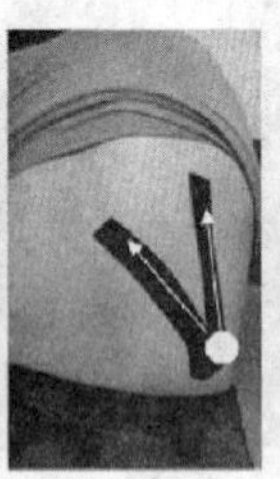
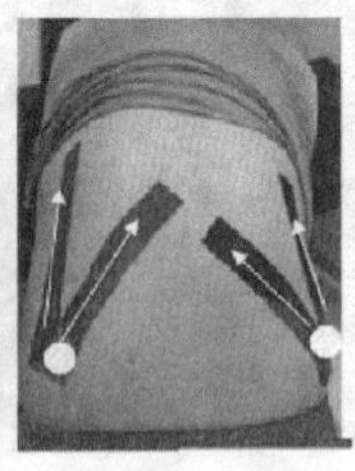
第一步

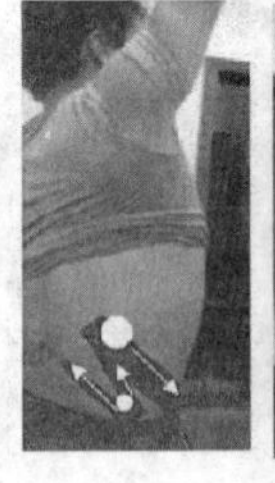
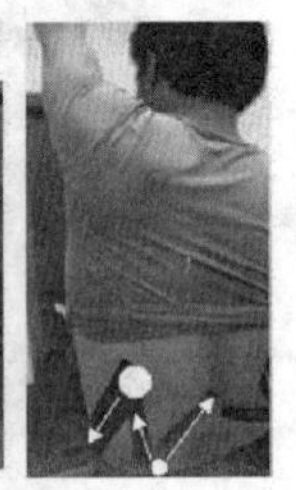
第二步

图4－27　下腰痛贴扎

6. 肩峰撞击综合征贴扎

【目的】

在有症状时可采用肌贴防治，目的在于缓解痉挛的肌肉，固定肩关节。

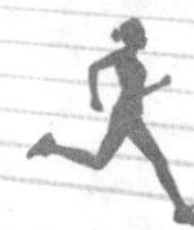

【方法】

第一步：使用 Y 形贴布放松冈上肌。让患者上肢自然下垂并呈内旋姿势。贴布基部固定于肱骨大结节，两尾端略分开以自然拉力包覆冈上肌，并沿肌肉走向粘贴至肩胛内缘。

第二步：使用 Y 形贴布放松肱二头肌。让患者上肢后伸并呈外旋姿势。贴布基部固定于桡骨粗隆，尾端以自然拉力沿肱二头肌分别粘贴至肩胛骨喙突及盂上结节。

第三步：使用 Y 形贴布放松三角肌。让患者上臂外旋并向后伸直。贴布基部固定于肱骨三角肌粗隆，前侧尾端贴而以自然力沿三角肌前方走向贴至锁骨外 1/3；然后手搭至对侧肩，后侧尾端沿三角肌贴至肩胛冈。

第四步：使用 I 形贴布固定肩锁关节。患者上肢自然下垂，贴布以中等拉力固定于肩锁关节，横跨肩胛冈及锁骨间，其余贴布以自然力往前后粘贴。

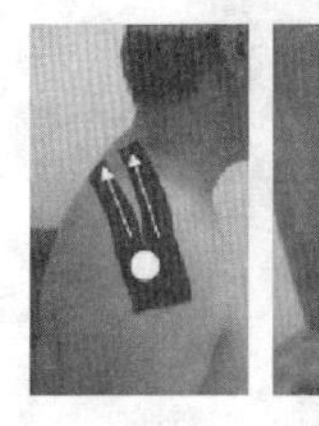
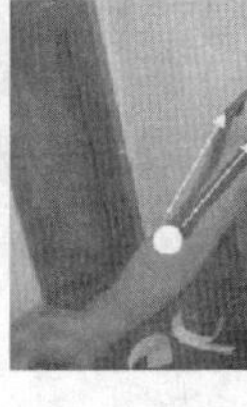
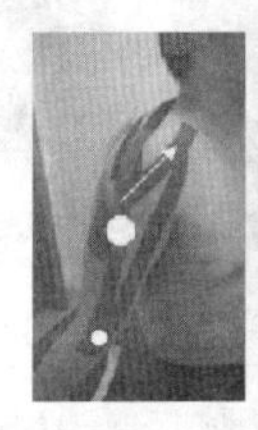
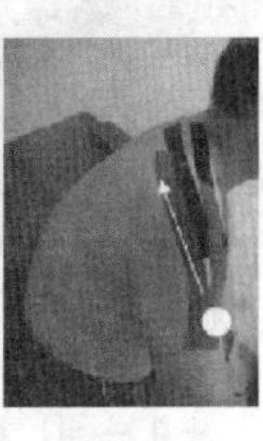
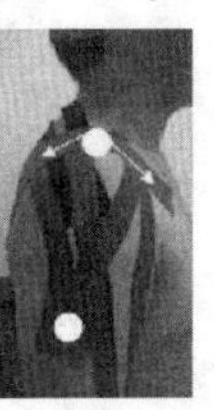

第一步　第二步　第三步　第四步

图 4－28　肩峰撞击综合征贴扎

7. **肱二头肌肌腱炎贴扎**

【目的】

在有症状时可采用肌贴防治，目的在于缓解痉挛的肌肉，引导正确动作。

【方法】

第一步：使用 X 形贴布减缓疼痛。让患者上肢后伸并呈外旋姿势。贴布基部固定于喙突下方肌腱压痛处，尾端以自然拉力向两侧粘贴。

第二步：使用 Y 形贴布放松肱二头肌。让患者上肢后伸并呈外旋姿势。贴布基部固定于桡骨粗隆，尾端以自然拉力沿肱二头肌分别粘贴至肩胛骨喙突及盂上结节。

第三步：使用 I 形贴布矫正。手臂向前屈 30°，贴布基部固定于肩部肩胛冈上，然后以自然力通过肩关节往肱骨头前下方贴上。

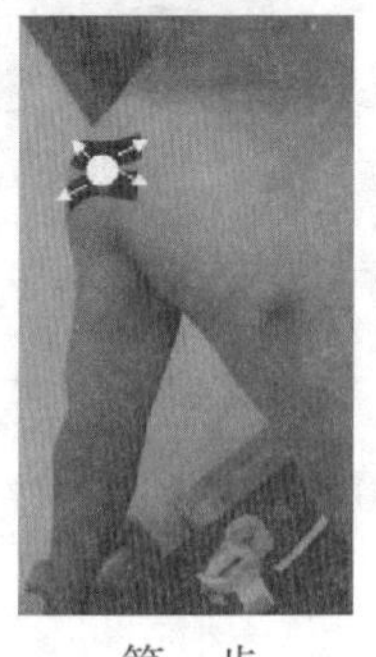
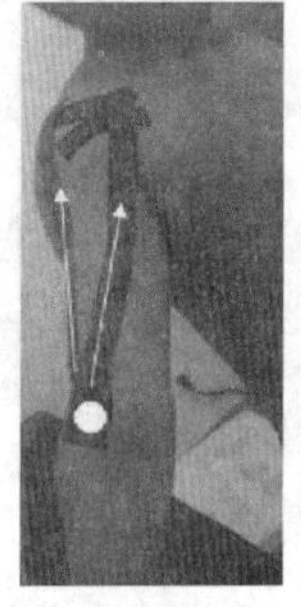
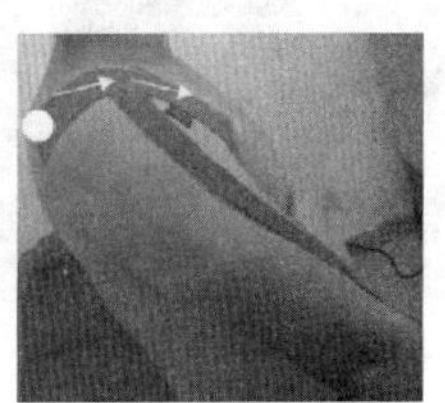

第一步　第二步　第三步

图 4－29　肱二头肌肌腱炎贴扎

8. **肱三头肌肌腱炎贴扎**

【目的】

在运动时采用肌贴防护，目的在于保护肌腱。

【方法】

第一步：使用Y形贴强化肱三头肌。让患者上臂平举90°，搭在对侧肩上。贴布基部固定于肩胛骨盂下结节，尾端以自然拉力沿肱三头肌绕鹰嘴两侧粘贴至肘关节下方。

第二步：使用I形贴布固定。让患者上臂平举90°，搭在对侧肩上。贴布中段以中度拉力固定于肱三头肌远端肌腹与腱交界处，其余贴布以自然力贴往两侧。

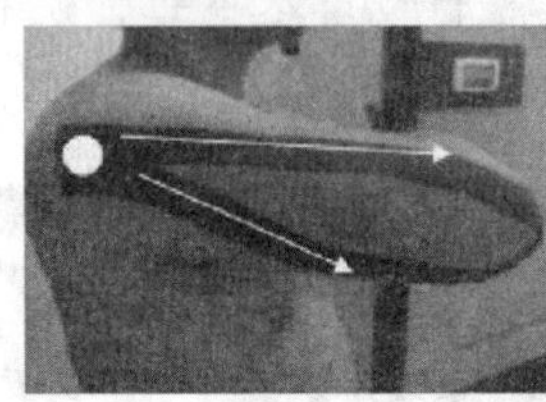

第一步

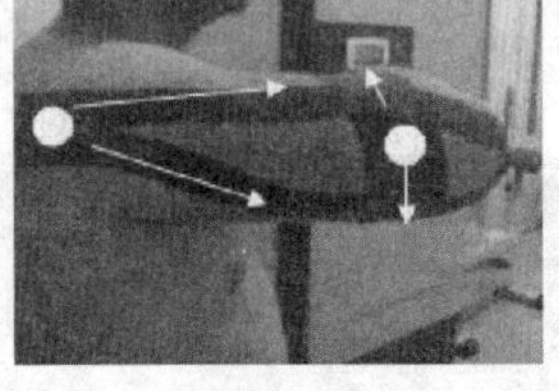

第二步

图4-30　肱二头肌肌腱炎贴扎

9. **网球肘贴扎**

【目的】

在有症状时可采用肌贴防治，目的在于缓解疼痛，放松伸手肌群。

【方法】

第一步：使用X形贴布减缓疼痛。让患者上肢伸直、前臂旋前、腕掌屈。贴布中点固定于肱骨外上髁痛点处，尾端以自然力往两侧粘贴。

第二步：使用Y形贴布放松伸手肌群。让患者上肢伸直、前臂旋前、腕掌屈。贴布基部固定于手背掌指关节，以自然力贴至与肌腱交界处，然后以自然力一侧沿肌腹外侧，另一侧沿肌腹内侧至肱骨外上髁。

第三步：使用I形贴布支持伸手肌群。姿势同上，贴布中段以中等拉力在上臂上1/3伸手肌群肌腹处粘贴，其余贴布以自然力往两侧粘贴。

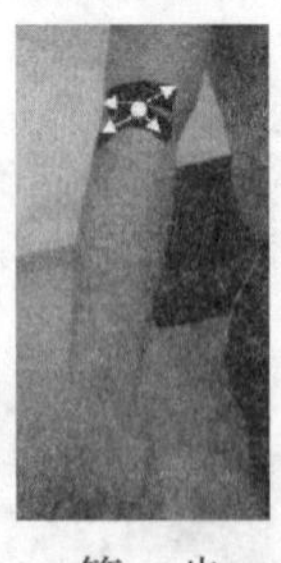

第一步

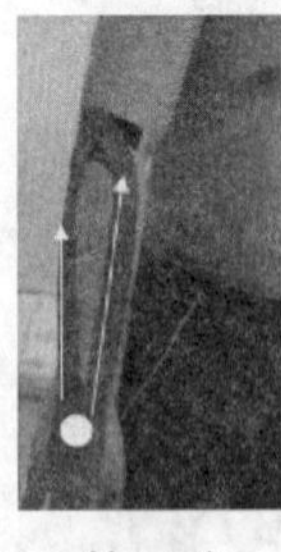

第二步

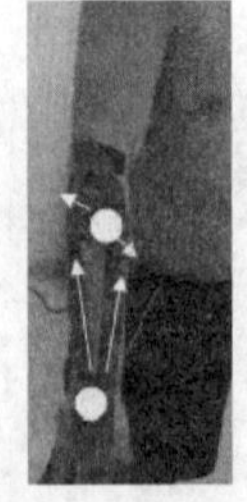

第三步

图4-31　网球肘贴扎

10. **高尔夫球肘贴扎**

【目的】

在有症状时可采用肌贴防治，目的在于缓解疼痛，放松伸手肌群。

【方法】

第一步：使用 X 形贴布减缓疼痛。让患者上肢伸直、前臂旋后、腕背屈。贴布中点固定于肱骨内上髁痛点处，尾端以自然力往两侧粘贴。

第二步：使用 Y 形贴布放松屈手肌群。让患者上肢伸直、前臂旋后、腕背屈。贴布基部固定于手掌处，以自然力贴至与肌腱交界处，然后以自然力一侧沿肌腹外侧，另一侧沿肌腹内侧至肱骨内上髁。

第三步：使用 I 形贴布支持屈手肌群。姿势同上，贴布中段以中等拉力在上臂上 1/3 屈手肌群肌腹处粘贴，其余贴布以自然力往两侧粘贴。

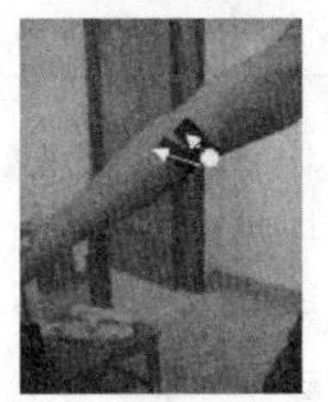
第一步

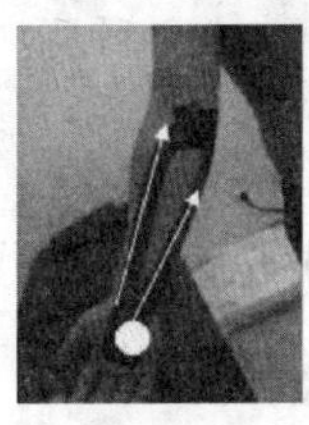
第二步

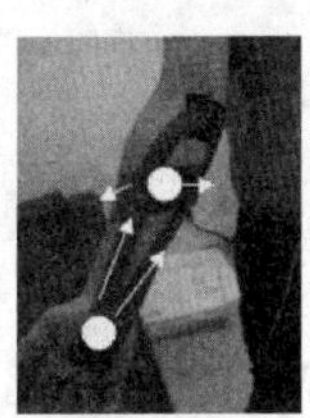
第三步

图 4－32　高尔夫球肘贴扎

【注意事项】

基本同粘膏支持带。

【思考分析】

白贴与肌贴各有何优缺点？各适合在什么情况下使用？

实验三　心肺复苏

【实验目的】

熟练掌握心肺复苏（CPR）操作流程和方法。

【实验器材】

心肺复苏模拟人；自动除颤模拟仪。

【实验方法】

整个心肺复苏流程见图 4－33。

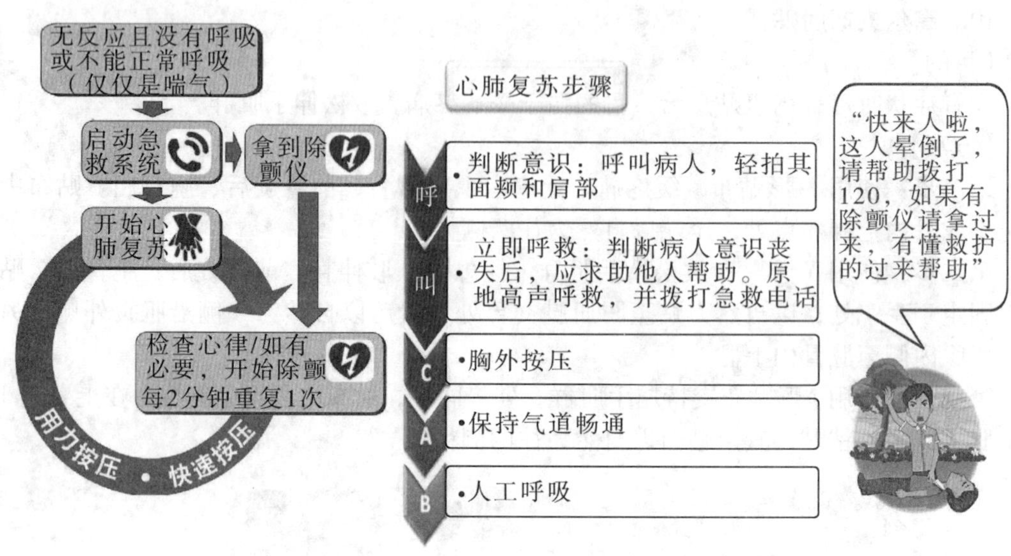

图 4－33　心肺复苏操作步骤

（一）立即识别心脏骤停并启动急救系统

1. 判定有无反应和调整体位

运动时非外伤性地突然倒地不起，第一目击者应立即轻拍其双肩，并在其两侧耳朵呼叫：“喂，你怎么了？”或呼其姓名，检查有无反应。如患者不能回答、无活动，对刺激无任何反应（如眨眼或肢体移动等）即为无反应，应立即点掐人中穴位 5 s；若仍无反应，随即高声呼叫周围的人前来协助，如“来人呀，有人晕倒了”。如患者为俯卧位或侧卧位，则须转成复苏体位（仰卧位）。转体位时最好由 3～4 人分别跪于伤员两侧，其中一人负责头（用双手分放于伤者头面部两侧固定），将伤员整体翻转至仰卧位，翻转时头、颈、躯干沿身体纵轴整体转动，在未排除颈椎和脊柱损伤前，必须持续注意保护，防止扭曲。也可单人操作（如图 4－34 所示）。

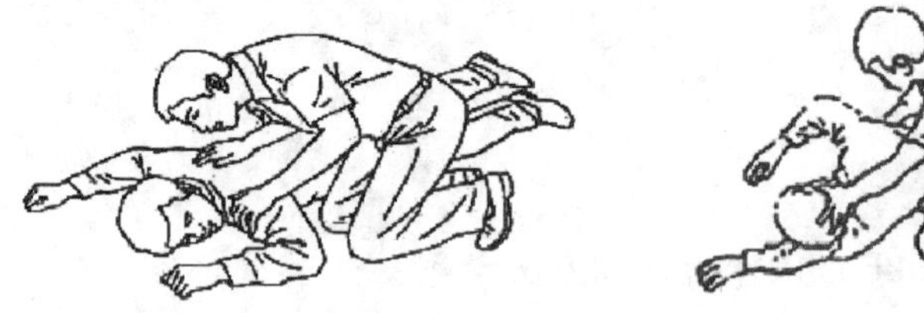

图 4－34　单人翻转成复苏体位

2. 快速呼吸检查

施救者快速检查患者呼吸和心跳（触颈动脉搏动，普通急救者可不检查）。呼吸检查时看胸部有无起伏，并可将自己耳朵/面颊贴近患者嘴鼻。如存在呼吸，则将体位复原成侧卧位（如图 4－35 所示），拨打急救电话，并等待救护车。如胸部无起伏、耳听无气流、面部感觉无气息，或无正常呼吸（即仅有喘息）、面色青紫或苍白、瞳孔散大即可

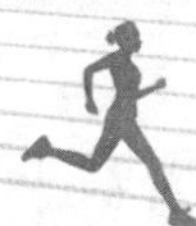

说明呼吸停止。此时就要假设患者发生了心脏骤停并立即启动紧急反应系统。如仅有一人，可先实施心肺复苏 2 min，再拨打急救电话。

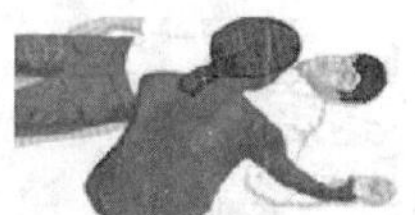

将靠近救护者一侧伤员的肘关节屈曲成90°，掌心向上，前臂伸向头侧。

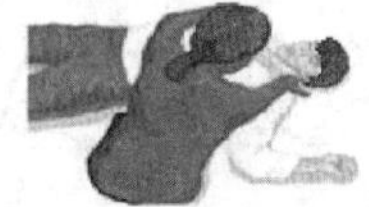

将伤员另一侧肘屈曲横过伤员胸前，手掌背置于伤员靠救护者侧伤员的脸颊。

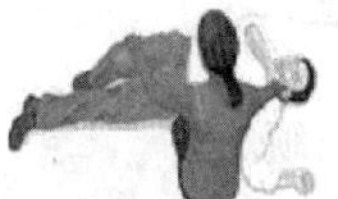

将远离救护者一侧伤员膝曲屈，脚掌贴地。

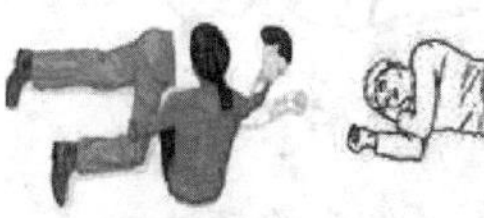

然后救护者一手扶伤员远侧肩部，另一只手扶伤员远侧或大腿，轻轻将伤员拉向救护员一侧转成侧卧位。

图 4－35　复原成侧卧位

3．**启动急救系统**

立即由协助者拨打 120 急救电话。电话中应告知：①发生的地点；②简单报告事故情况；③呼救处的电话或自己的联系电话。注意宜让对方先挂电话。

（二）紧急按 CABD 程序进行心肺复苏，且着重于胸外按压

实施 CABD 时（见图 4－36），救护者通常跪于伤员右侧，双腿分开同肩宽以利于操作。

（1）C（Compression）——胸外心脏按压：急救者跪于伤者右边，一手掌根部置于伤者两乳头连线中点的胸骨上，另一手交叉重叠于其上，十指相扣，手指翘起，手指离开胸壁，肘关节伸直，利用上半身的重量有节奏地垂直按压胸骨，使之下陷 5 cm 以上，每次按压放松后让胸廓回弹（按压与放松时间为 1：1，手掌位置固定不要抬离）。按压频率至少 100 次/min（计数法为 01、02、03、…、30）。

（2）A（Airway）——开放气道：清除口腔分泌物、异物、假牙等，解开衣领腰带，开放气道。采用仰头举颏法使气道通畅，如有头颈外伤可用托颌法。

（3）B（Breathing）——人工呼吸：开放气道后立即进行口对口人工呼吸。首次吹气 2 次。吹气时捏闭鼻孔，口对全口，自然深吸气，适力吹入 500～700 mL（6～7 mL/kg 体重），持续 1 s，随即松开捏鼻手，间隔 5～6 s 重复一次。频率 10～12 次/min。每次吹气应观察患者胸廓，吹气有效可见到胸廓稍微扩张。若未见胸廓扩张，多因伤员的体位不当（头后仰不够），或气道阻塞所致，应立即检查并予以纠正，然后再行吹气。

（4）D（Defibrillator）——快速除颤：如现场有自动除颤仪（AED），胸外按压开始后应尽快使用自动除颤仪。除颤结束后立即重新 CAB 复苏。如无自动除颤仪，急救者在安置好患者体位后可先在心前区用拳捶击 1～2 次，再进行 CAB 复苏。

CAB 复苏时首先进行 30 次心脏按压，随即开放气道，并进行 2 次人工呼吸，然后成人按 30：2 循环进行心脏按压和人工呼吸，每 5 个循环（2 min）检查颈动脉搏动（少于 10 s）一次，直至呼吸、心跳恢复。复苏有效时患者的口唇、甲床转为红润，散大的瞳孔逐渐缩小，眼球能活动，手脚抽动，呻吟，最终自主心跳、呼吸恢复，神志清醒。

出现以下情况可终止心肺复苏：①伤员恢复了自主呼吸和心跳，必须停止；②专业医生到场接替；③专业医生证实已死亡。

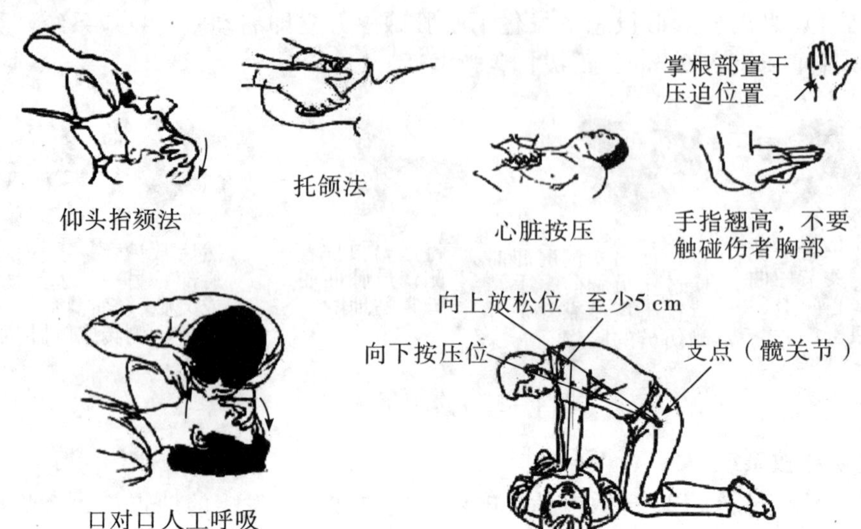

图4－36　开放气道、人工呼吸及心脏按压

附：自动除颤仪的使用

【实验目的】

消除异位心律，恢复窦性心律。

【实验器材】

自动除颤仪（AED）。

【实验方法】

(1) 开启自动除颤仪：打开自动除颤仪的盖子，依据视觉和声音的提示操作（有些型号需要先按下电源）。

(2) 给患者贴电极：在患者胸部适当的位置上，紧密地贴上电极。通常而言，两块电极板分别贴在右胸锁骨下和左胸左乳头外侧，具体位置可以参考自动除颤仪机壳上的图样和电极板上的图片说明。

(3) 将电极板插头插入自动除颤仪主机插孔。

(4) 开始分析心律，在必要时除颤：按下“分析”键（有些型号在插入电极板后会发出语音提示，并自动开始分析心率，在此过程中请不要接触患者，即使是轻微的触动都有可能影响自动除颤仪的分析），自动除颤仪将会开始分析心率。分析完毕后，自动除颤仪将会发出是否进行除颤的建议，当有除颤指征时，不要与患者接触，同时告诉附近的其他人远离患者，由操作者按下“放电”键除颤。

(5) 除颤结束后，自动除颤仪会再次分析心律，如未恢复有效灌注心律，操作者应进行5个周期CPR，然后再次分析心律，除颤，CPR，反复至急救人员到来。

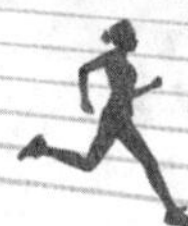

【注意事项】

（1）非医务人员的第一目击者可不进行人工呼吸。

（2）游泳窒息呼吸心跳停止急救时按 ABCD 顺序进行。此时吹气量要大，足以克服肺内阻力才有效。

【思考分析】

心肺复苏为何要强调第一目击者？

实验四　运动创伤急救技能

一、止血

【实验目的】

熟练掌握现场止血方法。

【实验器材】

无菌纱布、敷料、绷带、止血带、三角巾或就地取材的衣服、毛巾、领带等。

【实验方法】

1. 间接指压法止血（见图 4－37）

（1）颞浅动脉压迫止血法：一手扶伤员的头并将其固定，用另一手拇指在耳屏前上方一横指宽处摸到搏动后，将该动脉压迫在颞骨上。它适用于同侧前额部或颞部动脉出血的临时止血。

（2）面动脉压迫止血法：在下颌角前约 1.5 cm 处摸到搏动后，用拇指将该动脉压迫在下颌骨上。它适用于同侧面部动脉出血的临时止血。

（3）锁骨下动脉压迫止血法：在锁骨上窝内 1/3 处摸到搏动后，用拇指把该血管压迫在第一肋骨上。它适用于肩部及上臂动脉出血的临时止血。

（4）肱动脉压迫止血法：将伤臂稍外展、外旋，在肱二头肌内缘中点处摸到搏动后，用拇指或食指、中指、环指三指将该动脉压迫在肱骨上。适用于前臂及手部动脉出血的临时止血。

（5）指动脉压迫止血法：手指出血时，用健侧手的拇、食两指压迫患指两侧指根部，并抬高患肢。

（6）股动脉压迫止血法：伤员仰卧，患腿稍外展、外旋。在腹股沟中点稍下方摸到搏动后，用双手拇指重叠（或掌根）把该动脉压迫在耻骨上。它适用于大腿和小腿动脉出血的临时止血。

（7）胫前、胫后动脉压迫止血法：在踝关节背侧，于胫骨远端摸到搏动后，把胫前动脉（或足背动脉）压迫在胫骨（或距骨）上；在内踝后方摸到搏动后，将胫后动脉压迫在胫骨上。它适用于足部动脉出血的临时止血。

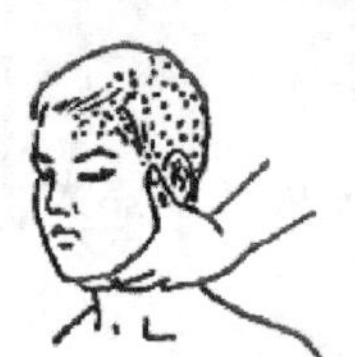
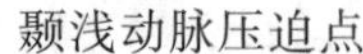

颞浅动脉压迫点

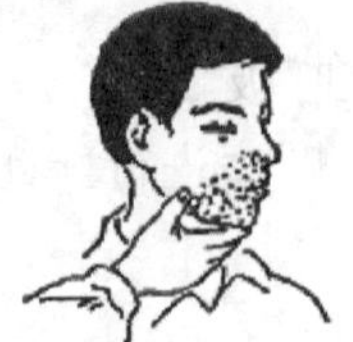

面动脉压迫点

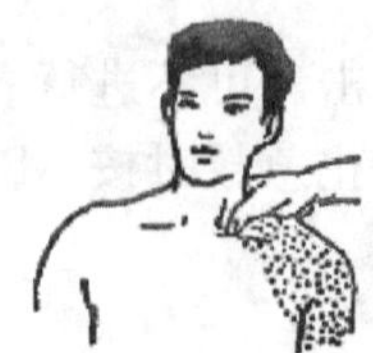

锁骨下动脉压迫点

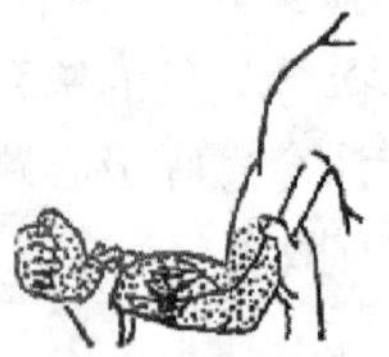

肱动脉压迫点

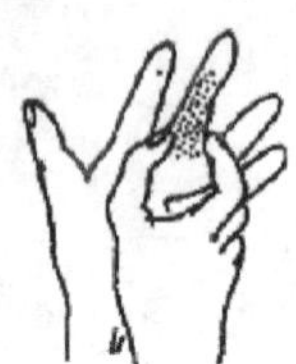

指动脉压迫点

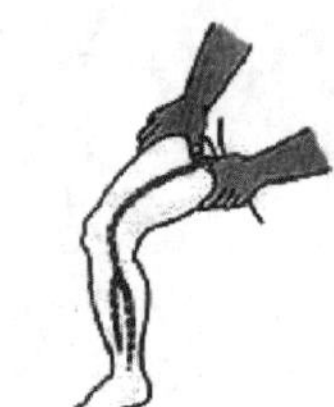

股动脉压迫点

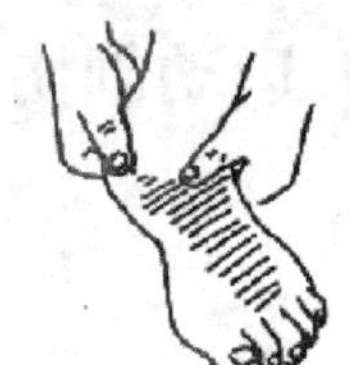

胫前、胫后动脉压迫点

图 4－37　动脉压迫点

2. 直接压迫法

用干净柔软的敷料或手巾盖住伤口，用手直接施压即可。适用于伤口不大且较为表浅，血流速度较慢的止血。

3. 加压包扎止血法

可分为直接加压包扎止血和间接加压包扎止血。直接加压包扎止血：用消毒纱布、干净毛巾或布块盖在伤口上，再用绷带或三角巾包扎，松紧度以达到止血为目的。小伤口可直接用创可贴包扎止血，适用于伤口无异物的静脉和毛细血管出血。伤口有异物时采用间接加压包扎止血：保留异物或给予固定，然后在伤口上加垫圈，再用绷带包扎，或直接在远心端用绷带加压包扎。

4. 止血带止血法（见图 4－38）

（1）充气止血带：如血压计袖带，其压迫面积大，对受压迫的组织损伤较小，并容易控制压力，放松方便。止血时在上臂上 1/3 或大腿中下 1/3 缠上袖带，打开充气阀，上肢将压力升至 300 mmHg，下肢则升至 600 mmHg，关闭气阀。

（2）橡皮止血带：可选用橡皮管，如听诊器胶管，它的弹性好，易使血管闭塞，但管径过细易造成局部组织损伤。操作时，在准备结扎止血带的部位加好衬垫，以左手拇指和食、中指拿好止血带的一端，另一手拉紧止血带围绕肢体缠绕一周，压住止血带的一端，然后再缠绕第二周，并将止血带末端用左手食指、中指夹紧，向下拉出固定即可。还可将止血带的末端插入结中，拉紧止血带的另一端，使之更加牢固。

（3）布料止血带：如无橡皮止血带，可根据当时情况，就便取材，如三角巾、绷带、领带、布条等均可，折叠成条带状，即可当作止血带使用。在止血带的部位加好衬垫后，将布带两端从上向下拉紧绕肢体一周，在肢体下方交叉再返回上方，然后打一活结或先在上方打一结，结的下方留出一定空位，约两三指高度，再在第一结上方打一活结。然

后用一短棒、筷子、铅笔等的一端插入第一结下方靠外侧空位，旋转绞紧至停止出血，再将短棒、筷子或铅笔的另一端插入活结套内，最后拉紧活结即可。

止血带法适用于四肢大出血且其他方法无效时使用。上止血带后皆应标记时间，总时间一般不超过 4 h。上肢一般每隔 20 ~ 30 分钟放开 30 s ~ 1 min，下肢每隔 40 ~ 60 min 放开 2 ~ 3 min。上肢止血带扎在上臂的上 1/3 段，下肢扎在大腿的上 2/3 段。

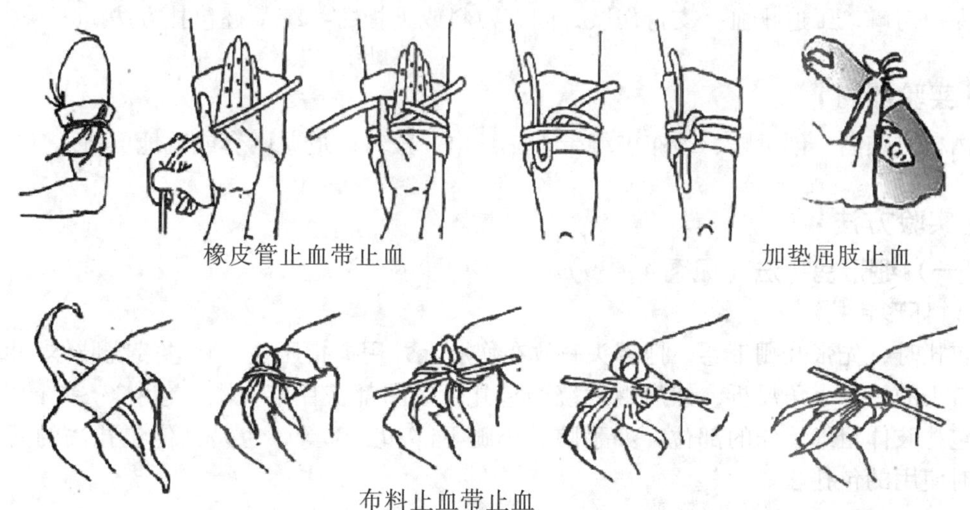

橡皮管止血带止血　　加垫屈肢止血

布料止血带止血

图 4 – 38　止血带止血方法

5. **加垫屈肢止血法**

在肘窝或腘窝加垫，屈肢后用三角巾或绷带固定。适用于前臂或小腿大出血且无肢体骨折。

6. **填塞止血法**

用棉垫、消毒纱布填塞在伤口内，然后加压包扎。适用于伤口较深较大、出血多的现场救治。

【注意事项】

（1）包扎时要暴露伤口，但又不要无故移动肢体。

（2）根据伤口部位、出血性质采用不同止血方法。

（3）不要对嵌有异物或骨折断端伤口直接压迫止血。

（4）不要去除浸透的纱布、敷料，应在其上再加纱布、敷料加压止血。

（5）肢体出血皆应抬高肢体位置。

（6）间接指压是临时急救止血，每次压迫时间不超过 10 ~ 15 min。

（7）止血带在其他方法无效时再用。止血带不宜直接结扎在皮肤上，应先用三角巾、毛巾等做成平整的衬垫缠绕在要结扎止血带的部位，然后再用止血带。结扎止血带的部位在伤口的近端。在实际抢救伤员的工作中，往往把止血带结扎在靠近伤口处的健康部位，有利于最大限度地保护肢体。结扎止血带要松紧适度，以停止出血或远端动脉搏动

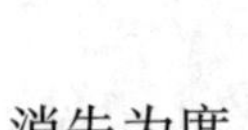

消失为度。

二、现场包扎

【实验目的】

保护伤口，压迫止血，支持伤肢，固定敷料或夹板，熟练掌握包扎方法。

【实验器材】

酒精、碘酒、创可贴、纱布、绷带、三角巾、敷料、尼龙网套或就地取材。

【实验方法】

（一）绷带包扎法（见图 4－39）

1. 环形包扎法

包扎时，先张开绷带卷，把带头斜放在伤肢上并用拇指压住，将卷带绕肢体一圈后，再将带头的一个小角反折，然后继续绕圈包扎，每圈都盖住第一圈，包扎 3～4 圈即可。用于包扎肢体粗细均匀的部位，如手腕、小腿下部和额部等，也是其他包扎法的开始或结束时使用的包扎法。

2. 螺旋形包扎法

包扎时先做 2～3 圈环形包扎，然后将绷带向上斜形缠绕，每圈都盖住前一圈的 1/2～2/3。用于包扎肢体粗细相差不大的部位，如上臂、大腿下部等。

3. 转折形包扎法

包扎时，先做 2～3 圈环形包扎后，用左拇指压住绷带上缘，将绷带向下反折，向后绕并拉紧绷带，每圈反折一次，后一圈压住前一圈的 1/2～2/3，反折处不要在创口或骨突上。用于包扎肢体粗细相差较大的部位，如前臂、小腿、大腿等。

4. 8 字形包扎法

多用于包扎肘、膝、踝等关节处。方法有二：一是先在关节处做几圈环形包扎后，将绷带斜形环绕，一圈在关节上方缠绕，一圈在关节下方缠绕，两圈在关节凹面相交，反复进行，逐渐离开关节，每圈压住前一圈的 1/2～2/3，最后在关节上方或下方做环形包扎结束。二是先在关节下方做几圈环形包扎后，将绷带由下而上，再由上而下地来回做 8 字形缠绕，使相交处逐渐靠拢关节，最后做环形包扎结束。

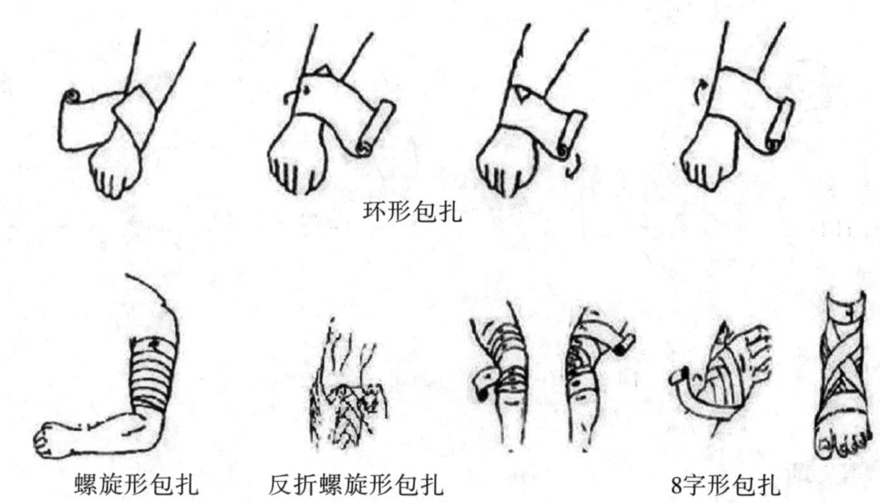

图4－39　绷带包扎方法

（二）三角巾包扎法（见图4－40）

1. 手或足部包扎法

三角巾平铺，手指对向顶角，将手平放在三角巾的中央，底边横放于腕部。先将三角巾顶角向下反折，再将三角巾两底角向手腕背部交叉围绕一圈，在腕背打结。

2. 头部包扎法

三角巾底边置于前额，顶角在后，将底边从前额绕至头后，压住顶角并打结。若底边较长，可在枕后交叉后再绕至前额打结。最后把顶角拉紧并向上翻转固定。

3. 肘或膝关节包扎法

三角巾折成适当宽度，将中段斜放于膝或肘部，两端向后缠绕再返回，再将两端分别压在中段上下两侧，包绕膝一周后在外侧打结。

4. 大悬臂带包扎法

常用于除锁骨和肱骨骨折以外的其他上肢损伤。将三负巾的顶角置于伤肢的肘后，一底角拉向健侧肩上，伤肢屈肘90°角，前臂放在三角巾的中央，再将三角巾的另一底角向上翻折并包住前臂，两底角在颈后打结。最后拉直顶角并向前折回，用胶布粘贴固定。

5. 小悬臂带包扎法

常用于肱骨或锁骨骨折。先将三角巾折叠成约四横指宽的宽带，也可用宽绷带或软布带代替。将宽带的中间置于前臂的下1/3处，屈肘90°角，宽带的两端在颈后打结。

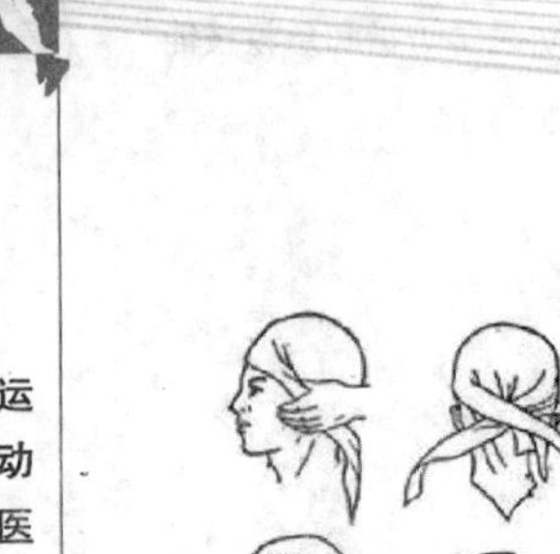
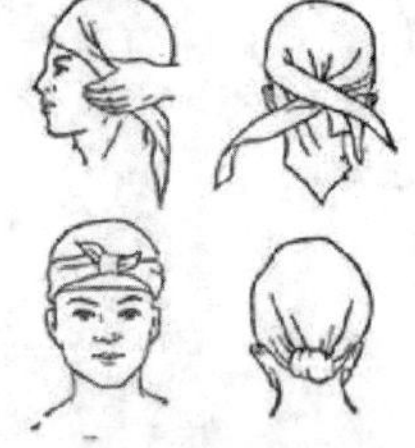
头部包扎

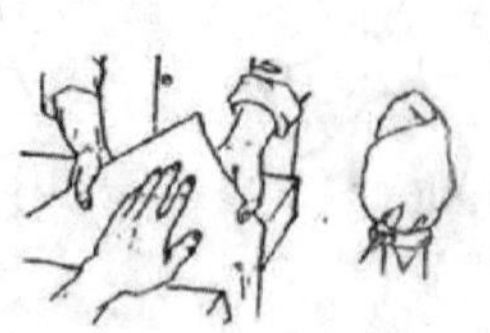
手部包扎

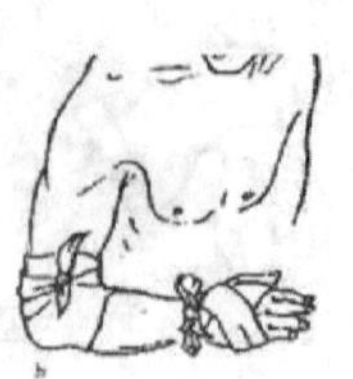
肘部包扎

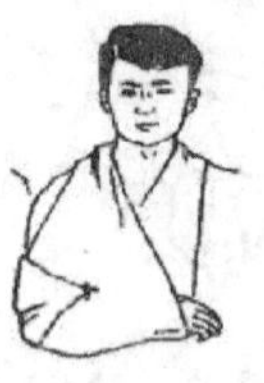
大悬臂带

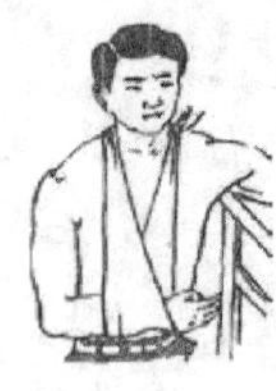
小悬臂带

图 4－40　三角巾包扎和悬吊方法

【注意事项】

（1）脱去或剪开衣服，暴露伤口，并尽可能不移动伤员。

（2）选择适宜包扎方法，动作轻巧、熟练，不碰伤处，松紧合适，过松无包扎作用，过紧血液循环受阻，包扎时应露出肢端以观察血液循环情况。

（3）伤口上加用敷料，不要直接在伤口上用弹力绷带；不要对嵌有异物或骨折断端外露伤口直接包扎。

（4）绷带包扎要掌握“三点一走行”，即绷带的起点、止点、着力点（多在伤处）和走行方向。包括一般应从伤处远心端开始，近心端结束，结不应打在患处。

三、临时固定

【实验目的】

减少疼痛，避免断端损伤周围血管、神经组织；减少出血；防止闭合性损伤变开放性损伤；便于运送；熟练掌握临时固定方法。

【实验器材】

三角巾、绷带、夹板。

【实验方法】

（一）骨折的临时固定（见图 4－41）

1．锁骨骨折

先取 3 条三角巾并折叠成宽带，在双肩腋下填上棉团或软布团，然后用 2 条宽带分别绕过伤员两肩在背后打结，形成两个肩环，再用第 3 条宽带在背后穿过两个肩环，拉紧打结，最后将两前臂缚扎固定或将伤肢挂在胸前。

2．肱骨干骨折

用两块长短、宽窄适宜的有垫夹板，分别放在伤臂的内、外侧，屈肘 90°角，用 3～4 条宽带将骨折处上下部缚好，再用小悬臂带把前臂挂在胸前，最后用宽带或三角巾将

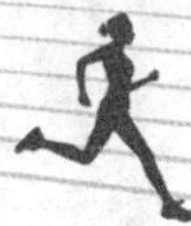

伤臂固定于体侧。

3. **前臂骨折**

用两块有垫夹板分别放在前臂的掌侧和背侧，前臂处中间位，屈肘90°角，用3～4条宽带缚扎夹板，再用大臂带把患臂挂在胸前。

4. **手腕部骨折**

用一块有垫夹板放在前臂和手的掌侧，手握棉团或绷带卷，再用绷带缠绕固定，然后用大悬臂带把患臂挂于胸前。

5. **股骨骨折**

用两块长夹板放在伤肢的内、外侧，内侧夹板上至大腿根部，下至足跟；外侧夹板上至腋下，下达足跟。然后用5～8条宽带固定夹板，在外侧打结。

6. **小腿骨折**

用两块有垫夹板放在小腿的内、外侧，两块夹板上至大腿中部，下至足部，用4～5条宽带分别在膝上、膝下及踝部缚扎固定。

7. **颈椎骨折**

若固定与搬动方法不当，有引起脊髓压迫的危险，可立即发生四肢与躯干的高位截瘫，甚至引起死亡。因此，务必使头部固定于伤后位置，不屈不伸不旋转，数人协力把伤员搬至木板上，头部两侧用沙袋或卷起的衣服固定，用数条宽带把伤员缚扎在木板上，严禁头颈左右旋转与屈伸。

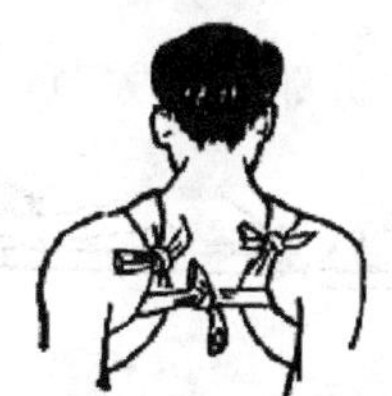

锁骨骨折临时固定

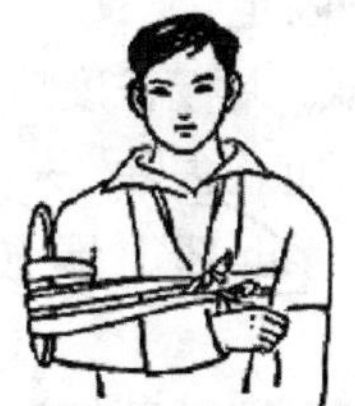

肱骨干骨折临时固定

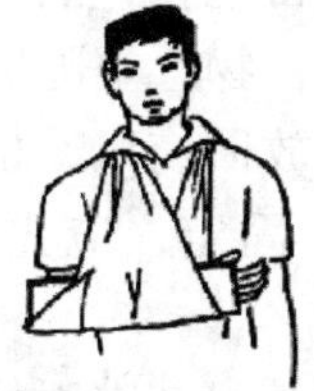

前臂骨折临时固定

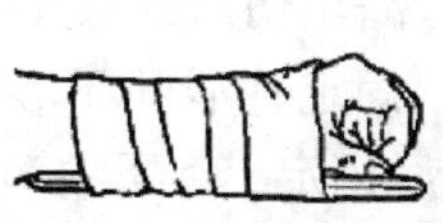

手腕部骨折临时固定

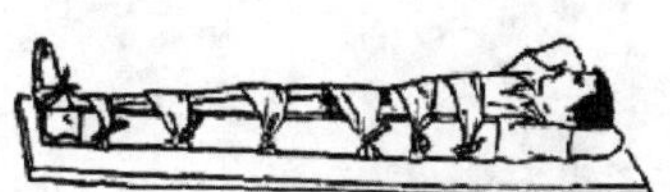

股骨骨折的临时固定

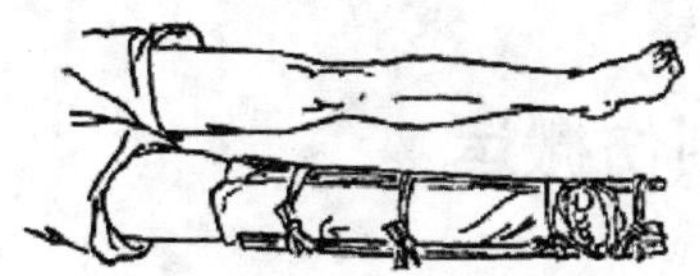

小腿骨折的临时固定

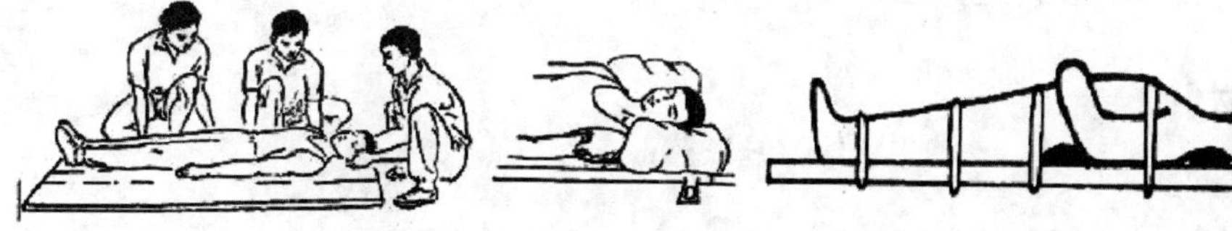

颈椎骨折头部临时固定　　胸腰椎骨折固定

图4－41　骨折临时固定

8. **腰椎骨折**

疑有腰椎骨折时，要尽量避免骨折处有移动，更不能让伤员坐起或站起，以免引起或加重脊髓损伤，不论伤员是仰卧或俯卧，尽可能不要变动原来的位置。用硬板担架或门板放在伤员身旁，由数人协力轻轻把伤员搬至木板上，取仰卧位，并用数条宽带把伤员缚扎在木板上。若腰部悬空，应在腰下垫一小枕或卷起的衣服。若使用帆布担架，伤员要俯卧，使脊柱伸直，禁止屈伸。

（二）关节脱位的临时固定

1. **肩关节前脱位的固定方法**

将患侧肘关节屈曲 90°，取两条三角巾，一条用大悬臂带将患肢悬挂于胸前，另一条折成宽带后，包绕患肢上臂后在健侧腋下打结。

2. **肘关节后脱位的固定方法**

将一钢丝夹板弯成 135°左右，夹板上垫置软物，置于患肘后方，用绷带缠绕包扎，用小悬臂带悬于胸前。若无夹板，也可用两条三角巾折成宽带，一条悬挂患臂后斜挎于胸背部，在健肩上打结，另一条则绕过患侧上臂后在健侧腋下打结。

【注意事项】

（1）固定前不要无故移动伤肢，为暴露伤处可剪开衣物，大腿、小腿和脊柱骨折应就地固定。

（2）有出血者，先止血，再包扎，然后骨折固定。

（3）夹板与肢体间应放垫衬物，空隙应填紧，夹板长度应超过骨折部上下关节。

（4）露出伤口的骨片不要放回伤口，也不可随意去除。

（5）固定时不可环形包扎固定，应先固定骨折部上端（近心端），再下端（远心端），最后固定上、下关节。

（6）固定时松紧合适，应露出肢端以便观察血液循环情况，如过紧应重新固定。

（7）上肢多呈肘屈位、下肢多呈伸直位固定。前臂、小腿部骨折尽可能两侧放夹板以防肢体旋转。

四、创伤搬运

【实验目的】

伤员转运；熟练掌握转运方法。

【实验器材】

担架、椅子。

【实验方法】

伤员经现场止血包扎固定等初步处理后，要将伤员搬运和护送到救护站或医院进行进一步治疗。搬运时要根据不同的伤情和条件，采用正确的、合理的搬运方式，让伤员

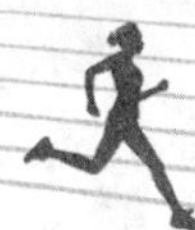

尽快离开受伤现场。正确的搬运方法能减少伤员的痛苦，防止损伤加重；错误的搬运方法不仅会加重伤员的痛苦，还会加重损伤。因此，正确的搬运在现场救护中显得尤为重要。搬运要点有如下几个方面。

（1）现场救护后，要根据伤员的伤情轻重和特点分别采取搀扶、背运、双人搬运等措施。

（2）疑有脊柱、骨盆、双下肢骨折时不能让伤员试行站立。

（3）疑有肋骨骨折的伤员不能采取背运的方法。

（4）伤势较重，有昏迷、内脏损伤、脊柱骨折、骨盆骨折、双下肢骨折的伤员应采取担架搬运方法。昏迷时头应侧向一侧。

（5）现场如无担架，可自制简易担架或用椅子等搬运，但要注意禁忌范围。

（一）常用搬运方法（见图4－42）

1. 徒手搬运

适用于转运路程较近，病情较轻，无骨折的伤员所采用的搬运方法。常用搬运方式有如下几种。

（1）拖行法：现场环境危险，必须将伤员先移到安全区域再进一步救治时使用。

①救护者位于伤员的背后；

②将伤员的手臂横放于其胸前；

③救护人员的双臂置于伤员的腋下，双手紧抓伤员手臂；

④缓慢向后拖行；

⑤或者将伤员外衣扣解开，衣服从背后反折，中间段托住颈部，拉住缓慢向后拖行。

（2）扶行法：用来扶助伤势轻微并能自己行走的清醒伤员。

①救护者位于伤员一侧，将伤员靠近救护人员一侧的手臂抬起，置于救护人员颈部；

②救护人员外侧的手紧握伤员的手臂，另一只手扶其腰；

③使伤员身体略靠着救护人员。

（3）抱持法：用于运送体重轻的不能行走的伤员。

①救护者位于伤员一侧；

②一只手臂托伤员腰部，另一只手臂托大腿；

③将伤员抱起。

（4）背法：适用于一般软组织损伤搬运，可采用背负法或肩背法，但呼吸困难及胸部创伤者不宜用此法。

①救护者位于伤员胸前；

②将伤员背于救护者背上或横置于救护者肩上；

③救护者双手托住并固定伤员大腿或下肢。

（5）杠轿式：此法为两名救护人员合力搬运，适用于一般伤员，但对于昏倒、骨折伤员慎用此法。

①救护者两人对面站于伤员的背后，呈蹲位；

②救护者各自用右手紧握左手腕，左手再紧握对方右手腕，组成手座杠轿；

③伤员将两手臂分别置于两名救护人员颈后，坐在手座杠轿上；

④救护人员慢慢抬起，站立，用外侧脚一同起步搬运。

2. 担架搬运

担架是现场救护搬运中最方便的用具。需2~4名人员，救护人员按救护搬运的正确方法将伤员轻轻移上担架，需要的话，做好固定。担架搬运要点如下：

①伤员固定于担架上；

②伤员的头部向后，足部向前，以便后面抬担架的救护人员观察伤员的变化；

③抬担架人的脚步、行动要一致；

④向高处抬时，前面的人要将担架放低，后面的人要抬高，以使伤员处于水平状态；向低处抬则相反；

⑤一般情况下伤员多采取平卧位，有昏迷时头部应偏于一侧，有脑脊液耳漏、鼻漏时头部应抬高30°，防止脑脊液逆流和窒息。

常用担架：

(1) 普通板式担架：适用于一般伤员。伤员平卧于担架上，先固定，头在后，足在前，昏迷者头偏向一侧。

(2) 铲式担架或脊柱固定板：适用于有脊柱损伤者。担架上有固定带及颈托，便于将伤员固定。

(3) 帆布折叠担架：适用于一般伤员，但怀疑有脊柱损伤者禁用。

现场无担架，有时可就地取材，如用毛毯自制担架或用椅子作为搬运工具。

(二) 脊柱和骨盆骨折搬运

1. 脊柱骨折4人搬运方法

①一人在伤员的头部，双手掌抱于头部两侧轴向牵引颈部；

②另外3人在伤员的同一侧（一般为右侧），分别在伤员的肩背部、腰臀部、膝踝部，双手掌平伸到伤员的对侧；

③4人均单膝跪地；

④4人同时用力，保持脊柱为一轴线，平稳将伤员抬起，放于脊柱板上；

⑤上颈托，无颈托则在颈部两侧用沙袋或衣物等固定；

⑥用头部固定器固定头部，或布带固定；

⑦用6~8条固定带，将伤员固定于脊柱板；

⑧2~4人搬运。

2. 骨盆骨折3人搬运方法

①将伤员骨盆固定；

②3人位于伤员的一侧；

③一人位于伤员的胸部，伤员的手臂抬起置于救护人员的肩上；一人位于腿部，一人专门保护骨盆；

④双手平伸，3人同时用力，抬起伤员放于硬板担架上；

⑤如有骨盆骨折，骨盆两侧用沙袋或衣物等固定，防止途中晃动；

⑥如上臂有骨折，固定后上臂用衣物垫起，与胸部相平行，肘部屈曲90°，放于腹部；

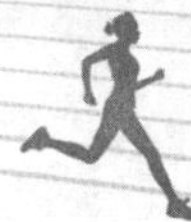

⑦头部、双肩、骨盆、膝部用宽布带固定于担架上，防止途中颠簸和转动。

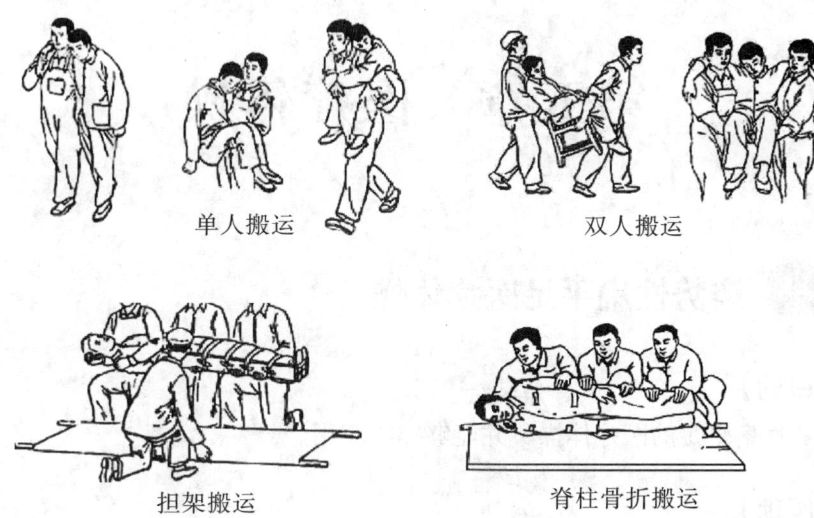

图 4－42　常用搬运方法

【注意事项】

（1）搬动要平稳，避免强拉硬拽，防止损伤加重。

（2）特别要保持脊柱轴位，防止脊髓损伤。

（3）疑有脊柱骨折时禁忌一人抬肩、一人抱腿的错误方法。

（4）转运途中要密切观察伤员的呼吸、脉搏变化，并随时调整止血带和固定物的松紧度，防止皮肤压伤和缺血坏死。

（5）要将伤员妥善固定在担架上，防止头部扭动和过度颠簸。

【思考分析】

（1）某运动场，学生小欧右前臂开放性骨折，骨折处有间歇性鲜红色的血液喷出，小欧脸色苍白。请急救。

（2）伤员小罗做体操时跌下，头颈触地，现躺在地上，诉颈疼，四肢不能活动，脚趾轻微发麻。请急救。

第五章　医疗体操

实验一　姿势性扁平足医疗体操

【实验目的】

掌握姿势性扁平足的医疗体操，并能够熟练应用。

【实验原理】

维持足弓的肌肉有胫前肌、胫后肌、腓骨长短肌、拇长屈肌、趾长屈肌及足底肌等。矫正体操的目的是增强这些维持足弓肌肉的力量，改善足弓的弹性，保护韧带免受过度牵伸，并同时矫正足过度外翻。上述肌肉多半跨过踝关节，故可采用踝关节各方向运动来进行锻炼。

【实验器材】

体操垫、球、多媒体。

【实验方法】

（1）坐于椅子上，做足跖屈/背屈、内翻/外翻运动，各动作至最大幅度时维持 5～10 s，重复 10～20 次。

（2）站立位开始，做足尖走、足跟走、足外侧走等练习，各走 2 m，重复 3～6 次。

（3）站立位，两足成轻微内八字，身体稍向前倾，使身体重心落在足趾上，足背拱起 1～2 s，放松，重复 10～20 次。然后再拱起足背维持到稍感疲劳，放松休息片刻，重复 2～3 次。

（4）步骤基本同第（3）种方法，但用足内翻动作代替足背拱起。

（5）体操棒练习：坐位，用足底滚动体操棒，在体操棒上行走，两足踏体操棒做滑雪模仿练习。每个动作练习 2～3 min。

（6）实心球练习：用足滚动实心球，双足站在实心球上的平衡练习。练习 2～3 min。

（7）双人练习：两人面对面坐在垫子上，用足内侧角力，稍感疲劳后休息片刻，重复 3～5 次。

（8）在三角斜板上步行。

（9）坐位，用足趾拾物。

（10）坐位，用足趾折叠毛巾。

扁平足矫正体操应每日或者隔日锻炼 1 次，坚持长期锻炼。

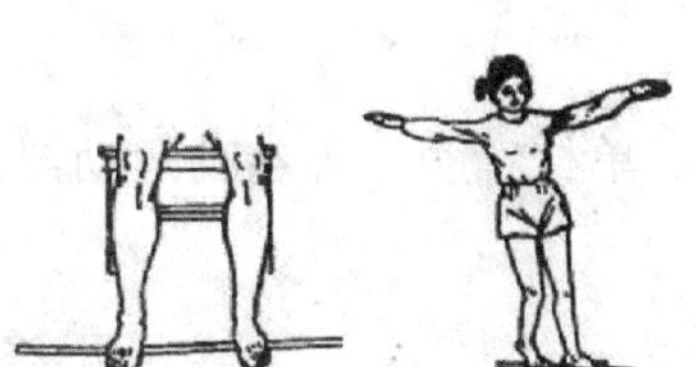
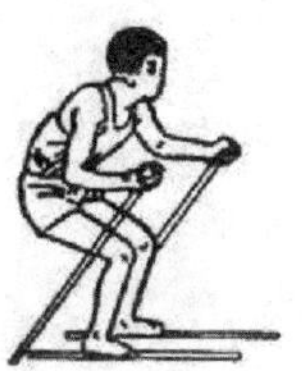
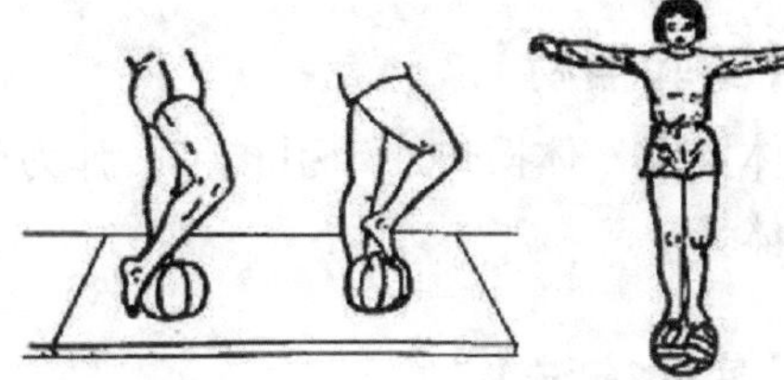
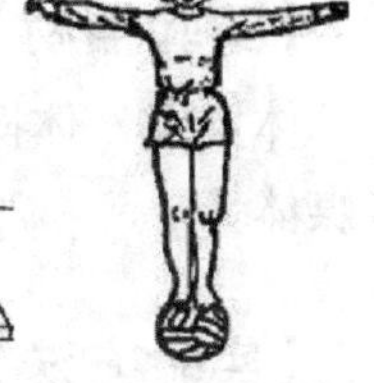
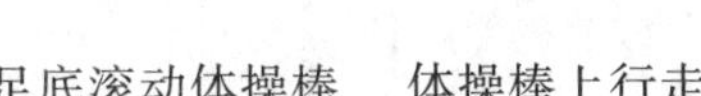

足底滚动体操棒　体操棒上行走　滑雪模仿练习　滚动实心球　平衡练习

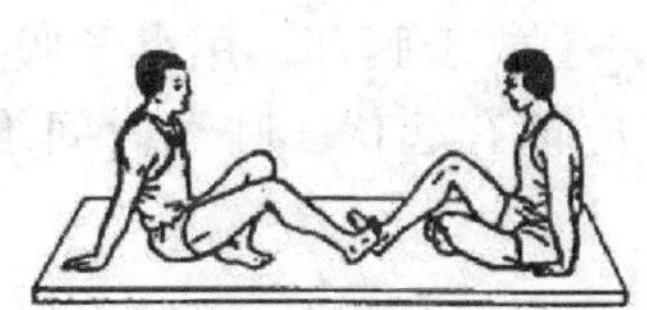
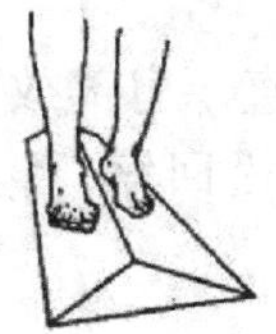
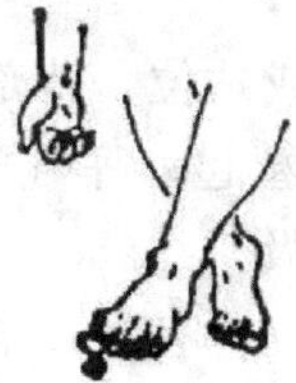
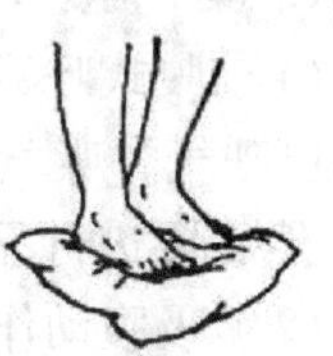

双人用足内侧角力　三角斜板上步行　足趾拾物　足趾折叠毛巾

图 5－1　扁平足医疗体操

【注意事项】

（1）锻炼须持之以恒，循序渐进。

（2）平时可配合使用矫形鞋或矫形鞋垫。

（3）每晚可温水泡脚，并按摩足底肌肉，促进血液循环。

【思考分析】

（1）扁平足者哪些肌肉可能存在不平衡？

（2）扁平足者进行长跑运动易诱发哪些伤害？

实验二　功能性脊柱畸形的医疗体操

【实验目的】

初步掌握功能性脊柱畸形矫正体操的编操原则及医疗体操方法。

【实验原理】

增强脊柱维持姿势的肌肉力量，拉长短缩的肌肉、韧带，增强被拉长的肌肉的力量。脊柱矫正体操可利用肩带/骨盆运动引发相应脊柱运动来编排，如举左上肢使肩带右倾可引起胸椎左凸；提左下肢使骨盆向右倾斜可引起腰椎右凸；同时举起左上下肢可引起胸椎向左腰椎向右凸。矫正体操常在卧位或爬行位进行，并宜充分利用各种器械，如体操

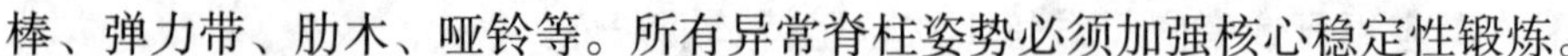

棒、弹力带、肋木、哑铃等。所有异常脊柱姿势必须加强核心稳定性锻炼。

【实验器材】

体操棍、体操垫、牵引布带、弹力带、哑铃、巴氏球、单杠、肋木等各种运动器械，多媒体。

【实验方法】

（一）鞍背医疗体操（见图5-2）

主要是增强腹肌、臀肌、股后肌群肌力，牵伸腰骶部肌肉/韧带及屈髋肌。

1. 第一组：呼吸运动

（1）腹式呼吸：坐位或站位，背部挺直，肩部放松，一手放于腹部，用鼻子吸气，用嘴巴呼气，吸气时腹部隆起，呼气时放松回缩，胸部不应该有起伏。呼气时间维持 5 s，然后再进行下一次呼吸。

（2）吸腹动作：爬行位，吸腹，维持 5 s。

呼吸运动每天最少 3 个回合，每个动作做 10 ~ 20 次。

2. 第二组：伸展运动

（1）牵伸腰骶部韧带/肌肉：仰卧，屈髋、抱膝尽量拉近胸部，维持 10 s；爬行位，背向上弓起，维持 15 s。

（2）牵伸髋屈肌：仰卧，髋/膝屈，双手合抱住膝朝向胸部（臀部紧靠床缘），另一腿悬于桌外，维持 15 s，重复做另一侧；或站立，上身挺直，右膝弯曲，左腿尽量不要向后伸展，直至感到左腿髋关节前的肌肉拉紧，维持 15 s；重复做右腿。

每天 1 ~ 2 回，每回每个动作做 2 ~ 4 次。

3. 第三组：增强肌力运动

（1）增强腹肌练习：仰卧，屈曲双膝，将双手置于体侧或双手交叉放于肩部，头和肩抬起到肩胛骨离开台面为止，保持腹部收紧，躯干挺直。维持 5 s。

（2）增加伸髋肌练习：仰卧，屈曲双膝，双手置于体侧，然后抬臀，维持 5 s；或仰卧，一侧屈膝，另一侧下肢伸直置于桌面，双手置于体侧，然后抬臀并连带伸直下肢也抬起，对侧上肢前屈 90°，维持 5 s。

每天 1 ~ 2 回，每回每个动作做 2 ~ 3 组，每组 10 ~ 20 次。

4. 第四组：骨盆控制练习

（1）背贴墙站立，脚跟离墙 8 cm，身体挺直，肩部放松，收紧腹部控制骨盆，维持 5 s。

（2）骨盆后倾练习：仰卧，用力收腹同时屈髋屈膝，臀部抬起离开台面使腰贴近床面，维持 5 s。

每天 1 ~ 2 回，每个动作重复 10 次。

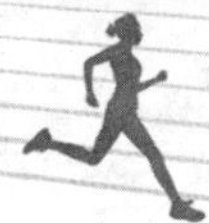

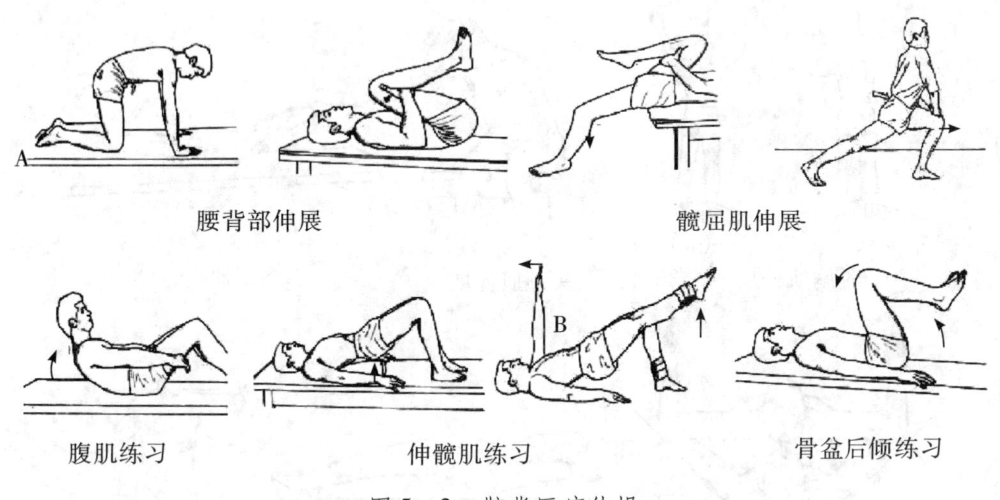

图 5－2　鞍背医疗体操

（二）圆背医疗体操（见图 5－3）

主要是增强上胸的竖脊肌、菱形肌、斜方肌中部肌力，牵伸起于胸部的上肢肌（如胸大肌）及附于肩胛骨和上胸的头颈肌（肩胛提肌、胸锁乳突肌、斜角肌、斜方肌上部）。

1．第一组：呼吸运动

方法与鞍背医疗体操的呼吸运动相同。

2．第二组：伸展运动

（1）伸展胸肌。

面对直角角落或门框站立，肩外展 90°，肘屈 90°，掌心朝前，整个前臂贴墙，身体向前压，维持 15 s；面对直角角落或门框站立，同时肩上举，上肢伸直，手扶墙或门楣，身体向前压，维持 15 s。各重复 2～4 次。

（2）伸展头颈肌：将头拉向一侧或后伸，维持 15 s，重复 2～4 次。

3．第三组：增强肌力运动

（1）增强竖脊肌力量：俯卧（腹部放一枕头）抬胸，两臂、两腿后伸，做“船形”运动，维持 5 s。

（2）增强菱形肌、斜方肌中部肌力：背对直角墙角站立，肩外展 90°，肘屈 90°，向后用力推墙，维持 5 s。

每天 1～2 回，每回每个动作做 2～3 组，每组 10～20 次。

4．第四组：改善姿势

（1）改善颈部姿势：站立或坐位，抬头挺胸，同时两臂上举/后伸，然后还原。重复 10～20 次。

（2）仰卧挺胸：仰卧尽量挺胸。维持 5 s，重复 10～20 次。

（3）体操棒练习：站立位，双手握体操棒，置于肩胛后，挺胸。维持 5 s，重复10～20 次。

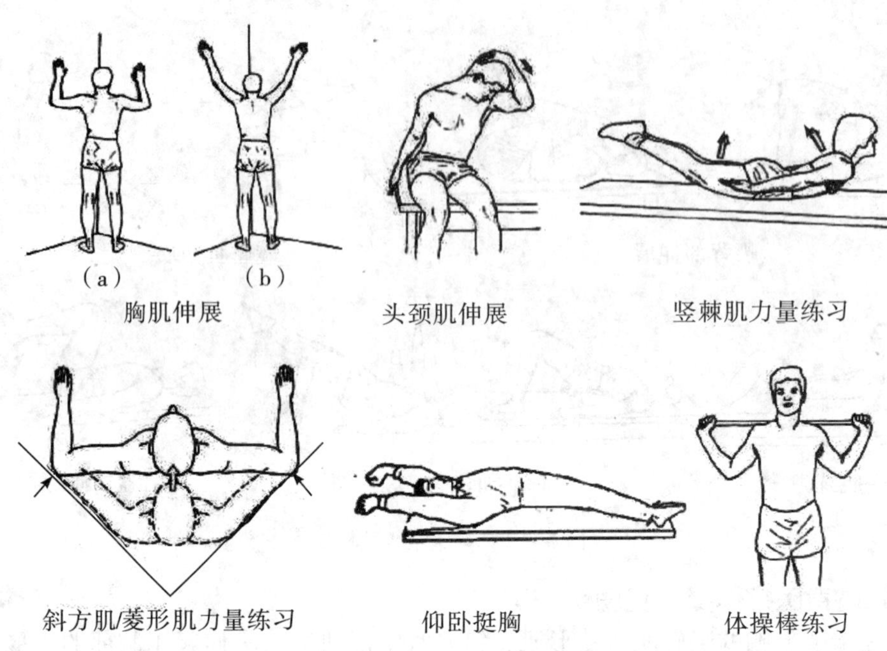

图 5－3　圆背医疗体操

（三）脊柱侧凸医疗体操（见图 5－4）

主要是牵拉凹侧短缩的韧带肌肉，增强凸侧拉长的肌肉韧带，矫正倾斜的骨盆。现以脊柱向右 C 形侧凸为例，医疗体操方法为：

1．仰卧姿势：仰卧位，左臂向上头侧伸，右臂向足侧伸展

第一节：头部支撑下挺胸及抬肩，放下，重复 10～20 次。

第二节：右腿伸直抬高，放下，重复 10～20 次。

第三节：右膝屈曲，足踩床面，抬起臀部，挺起胸腰部，同时左腿伸直抬起至两膝同高，放下，重复 5～10 次。

2．侧卧姿势：左侧卧位，左臂向上头侧伸，右臂向足侧伸展

第四节：抬起头、肩及上胸部，放下，重复 5～10 次。

第五节：同上，上身抬起维持 30 s，重复 2～3 次，间歇 30 s。

第六节：右腿伸直向上抬起，放下，重复 10－20 次。

第七节：同上，右腿伸直抬起维持 30 s，重复 2～3 次，间歇 30 s。

3．俯卧姿势：俯卧位，左臂向上头侧伸，右臂向足侧伸展

第八节：抬起头、肩及左臂，放下，重复 10～20 次。

第九节：右腿伸直抬起，放下，重复 10～20 次。

第十节：抬起头、肩及左臂，同时右腿伸直抬起，放下，重复 10～20 次。

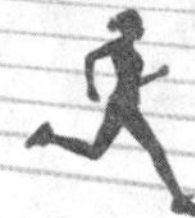

4. **坐位：右臀下垫高 1～2 寸，左肩扛起 3.5～5 kg 沙袋，维持至略疲劳**

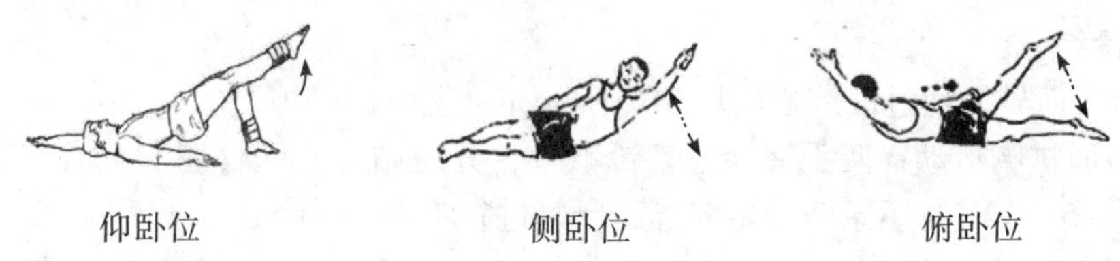

仰卧位　　侧卧位　　俯卧位

图 5－4 脊柱侧凸医疗体操

【注意事项】

（1）日常生活中应注意正确的姿势。

（2）矫正体操动作力求正确，否则达不到目的。

（3）体操应长时间坚持，并将主动与被动矫正结合。

（4）中度脊柱畸形可辅助矫形支具。

【思考分析】

51 岁，男，乘务员，左臀疼痛并放射至大腿后部数年。仰头站立整理行李架超过 15 min，症状即加重；站立或行走超半小时或扛重物可诱发症状；躺下膝屈或抱膝压向胸部时疼痛减轻。检查：呈懒汉背，向后弯腰时疼痛加重。下背部、臀大肌、腘绳肌、上腹肌柔韧性减弱，下腹肌肌力减弱。

分析：（1）引发症状的原因是什么？

（2）制定一套医疗体操方案。

实验三 功能性颈肩痛的医疗体操

【实验目的】

掌握功能性颈肩痛的医疗体操编操方法。

【实验原理】

一是矫正不良姿势；二是强化相关肌肉肌力、柔韧性及神经肌肉控制能力，包括通过颈部各方向的放松性运动，活跃颈椎区域血液循环，消除瘀血水肿，同时牵伸颈部韧带，放松痉挛肌肉，从而减轻症状；增强颈部肌肉，增强其对疲劳的耐受能力，改善颈椎的稳定性，从而巩固治疗效果，防止反复发作。

【实验器材】

哑铃、椅子、多媒体。

【实验方法】

1. 哑铃练习

哑铃因人而异，通过锻炼逐渐增加负荷。亦可先做徒手练习。

（1）曲肘扩胸运动：两手握拳或哑铃下垂，分腿站立。两臂屈肘夹臂，同时后振扩胸［见图5－5（1）］；还原至开始姿势，反复进行12～16次。

（2）斜方击出运动：两手握拳或持哑铃屈肘，分腿站立。上体稍向左转，右手向左前斜方击出［见图5－5（2）］；还原，再用左手击出。左右交替，重复6～8次。

（3）侧方击出运动：两手握拳或持哑铃屈肘，分腿站立。左手向左侧方击出［见图5－5（3）］；还原，右手再击出。左右交替，各重复6～8次。

（4）上方击出运动：两手握拳或持哑铃屈肘，分腿站立。右手向上方击出［见图5－5（4）］；还原，左手再向上方击出。左右交替，各重复6～8次。

（5）直臂外展运动：两手握拳或持哑铃下垂，分腿站立。右直臂外展至90°［见图5－5（5）］；还原成开始姿势，左直臂外展至90°。左右交替，重复6～8次。

（6）直臂前上举运动：两手握拳或持哑铃下垂，分腿站立。右直臂由前向上举［见图5－5（6）］；还原，左臂前上举。左右交替，重复6～8次。

（7）耸肩运动：两手握拳或持哑铃下垂，分腿站立。两肩用力向上耸起［见图5－5（7）］，后旋放下，进行10～12次。

（8）两肩后张扩胸运动：两手握拳或持哑铃下垂，分腿站立。两臂伸直外旋，两肩后张，同时扩胸［见图5－5（8）］；还原至开始姿势，重复6～8次。

（9）直臂前后甩动：两手握拳或持哑铃下垂，两腿前后分立。左右直臂交替甩动［见图5－5（9）］；重复5～6次后，两脚互换站立位置，再甩动5～6次。

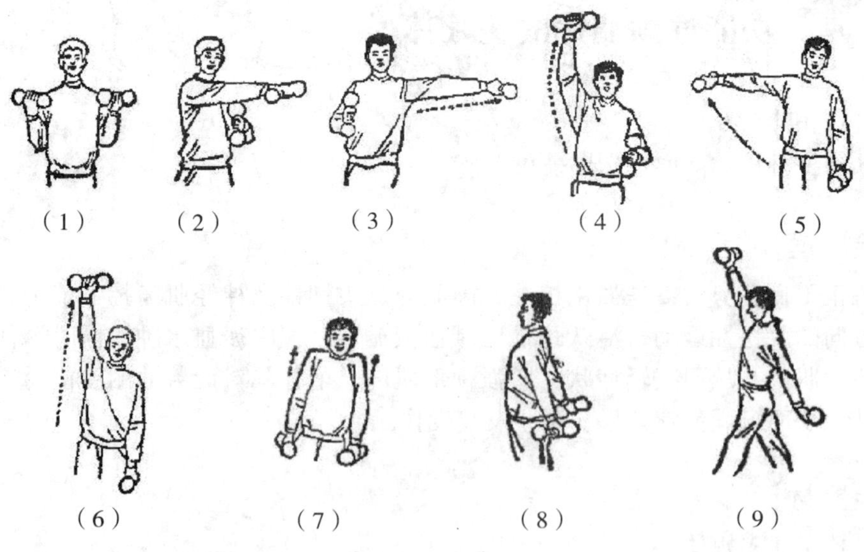

图5－5　哑铃练习

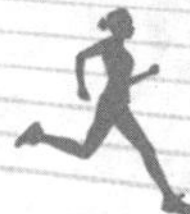

2. **主动运动**

（1）头向前伸，向上伸，反复2次，然后向左、后、右、前环绕；下一次向反方向绕环［见图5-6（1）（2）（3）］。

（2）正坐，头部向左旋同时左手伸向右肩［见图5-6（4）］。两侧轮流。

（3）正坐，头颈向左侧屈，左手经头顶触右耳［见图5-6（5）］。

（4）正坐，低头含胸，两臂在胸前交叉，然后挺胸，两臂尽量外旋，肘屈，头左旋目视左手，两侧轮流［见图5-6（6）（7）］。

（5）正坐，两手抱头后，头用力向后伸，同时两手用力阻止头部后伸，1~2 s后放松［见图5-6（8）（9）］。

（6）正坐，两肩外展，两肘屈曲，左肩外旋至左手向上，右肩内旋至右手向下后方，同时头左旋目视左手，两侧轮流［见图5-6（10）］。

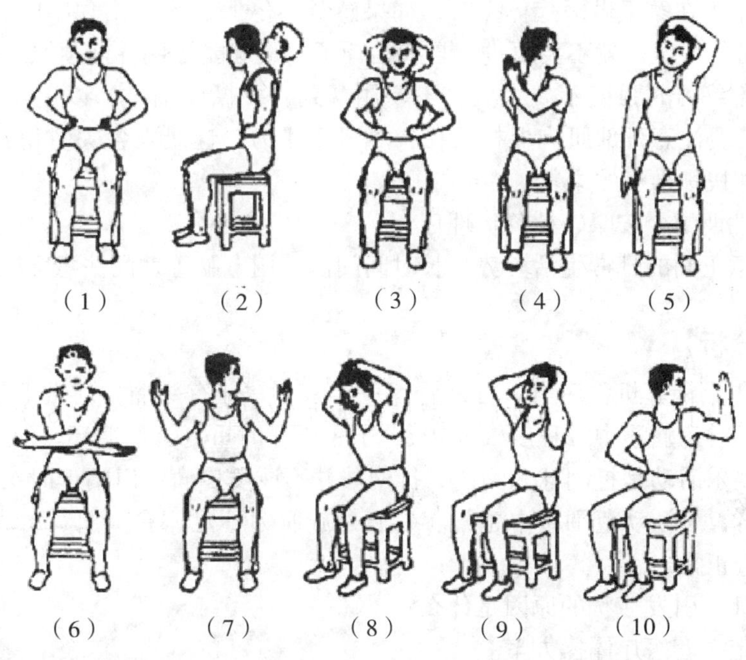

图5-6　主动练习

3. **自我按摩**

（1）按揉法：端坐位或站位，用患侧手的手掌大鱼际肌或大拇指的指腹对颈部肌肉由上而下做螺旋形按揉手法的按摩［见图5-7（1）］。当患侧手活动困难时，用健侧手的四指（除拇指外）对患侧颈部肌肉做同样手法的按摩。

（2）提捏法：用大拇指与其余四指合力提捏颈后部的肌肉，由上向下捏起再放松，反复进行6~10遍［见图5-7（2）］。

（3）点穴法：用两手的大拇指对后枕下的风池穴及颈肌痛点阿是穴，做点压和按揉手法的按摩［见图5-7（3）］。

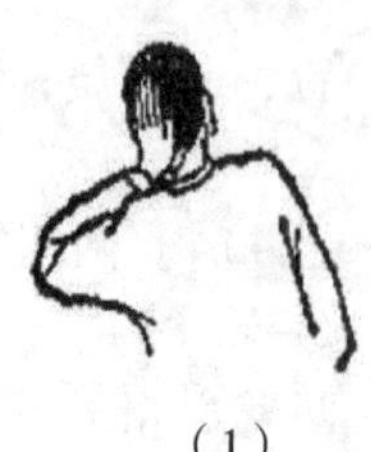
(1)

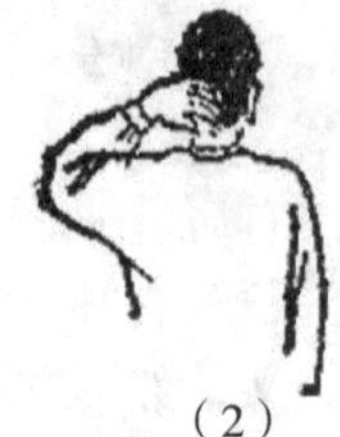
(2)

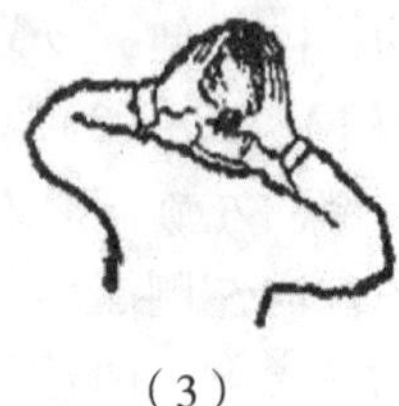
(3)

图 5－7　自我按摩

【注意事项】

(1) 对于颈肩痛患者首先应到医院检查，排除各种器质性病变。

(2) 一个人在家里做医疗体操时，如果感觉不舒服，像是出现呕吐、头晕、感到麻痹或十分痛苦等情况，就不要再进行自我治疗了，最好能尽快咨询颈椎病物理治疗医生。

(3) 颈部练习时强度不要太大，不要用猛劲，要循序渐进，以免拉伤颈部的肌肉，加重颈椎病。要注意颈部肌肉保持放松，尽量不用力，让肌肉各关节得到舒展，促进气血的流通，加快颈椎病的康复。

(4) 急性期配合按摩、针灸、理疗。

(5) 注意正确的日常生活姿势。长时间阅读、用电脑等期间注意穿插放松休息。

【思考分析】

35 岁，男，计算机程序员。右颈肩疼一年多，常伴有头痛。通常上午工作 1 h 后颈肩疼，至午饭时疼痛达中等程度（6/10）；下午工作时重复类似循环。偶有大拇指和食指刺痛。主要娱乐活动是打网球和阅读，打网球并不诱发疼痛，但阅读时头痛加剧。检查：头前移，圆背，颈活动范围基本正常。右肩外旋肌力不足，右胸肌、肩胛提肌柔韧性不足，神经检查正常。

分析：(1) 引发症状的原因是什么？

(2) 制定一套医疗体操方案。

实验四　慢性功能性腰腿痛的医疗体操

【实验目的】

掌握医疗体操编制原则，熟悉常见慢性功能性腰腿痛康复的医疗体操，并能自行编制医疗体操。

【实验原理】

功能性腰腿痛者保持良好的生活习惯，正确的站或坐姿外，功能锻炼是最重要的防治方法。一是矫正异常脊柱姿势，二是增强腰部肌力及核心肌群稳定性，使得失调的肌

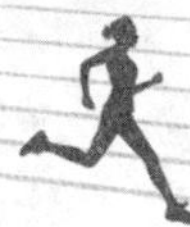

肉骨骼系统恢复正常的功能，打断腰肌薄弱—腰肌劳损—腰痛这一恶性循环，从根本上治疗腰痛，防止复发。慢性腰腿痛康复是一个长期过程，医疗体操和全身锻炼应结合，共分为两个阶段：第一阶段主要是短期内腹背肌的肌力强化训练，减轻疼痛，纠正畸形；第二阶段是长期的功能锻炼，主要进行有氧训练和肌力训练，巩固疗效，增强体力。

【实验器材】

体操垫、多媒体。

【实验方法】

1. **屈肘屈踝（2~4个8拍）**

直体仰卧，1拍，两手握拳，屈肘后，小臂经体前上举，同时双踝关节背屈，2拍，还原。3~4拍同1~2拍。

2. **交替屈腿（2~4个8拍）**

直体仰卧，1拍，左腿屈膝上抬（尽量贴近腹部），2拍，还原成预备姿势；3~4拍动换成右腿重复以上动作。

3. **举臂挺胸（2~4个8拍）**

直体仰卧，1拍，两臂上举（吸气），同时身体尽量挺起后屈；2拍，还原成预备姿势，同时呼气；3~4拍动作与1~2拍动作相同。

4. **交替举腿（2~4个8拍）**

直体仰卧，1拍，左腿举起（尽量接近90°），2拍，还原成预备姿势；3~4拍动换成右腿重复以上动作。

5. **转体击拳（2~4个8拍）**

直体仰卧，1拍，下肢固定不动，尽量抬起上体，同时左转，向左腿外侧方向击右拳，2拍还原；3~4拍动换成反方向重复以上动作。

6. **交替屈腿（2~4个8拍）**

又称自行车运动，仰卧，右腿伸直抬起，左膝屈膝抬起。1拍，左腿向下蹬直，同时右腿屈膝抬起；2拍则换右腿做（即两腿交替屈伸，做蹬自行车式运动）；3~4拍动作与1~2拍相同。

7. **屈腿挺腰（2~4个8拍）**

仰卧后屈膝分腿同肩宽，两手握拳，两臂弯曲，置于身体两侧。1~2拍，身体尽量抬起，胸腹前挺，3~4拍坚持一定时间之后还原。

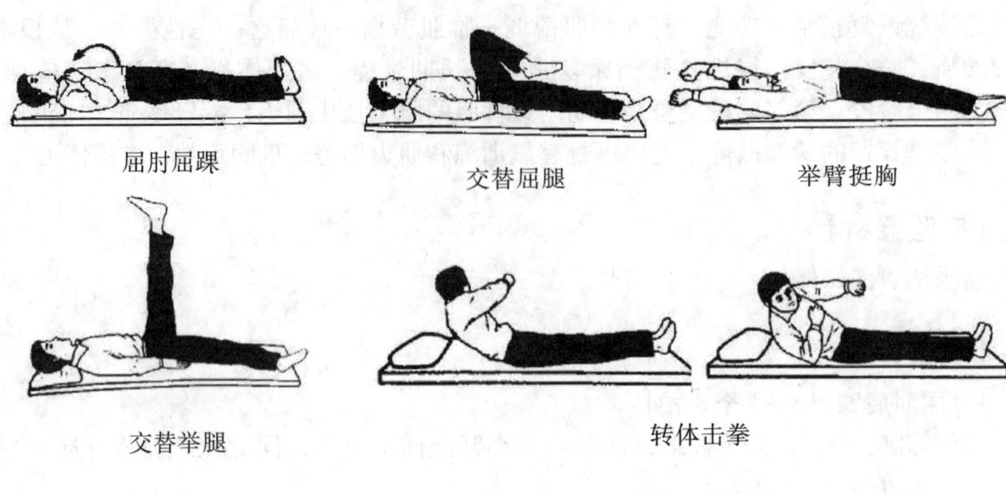

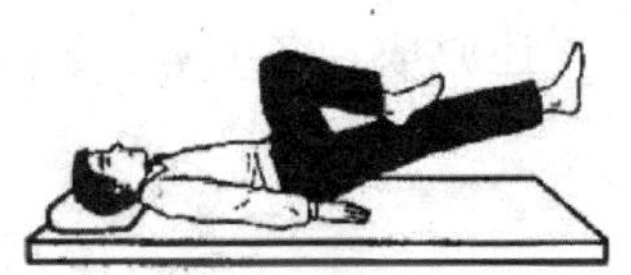
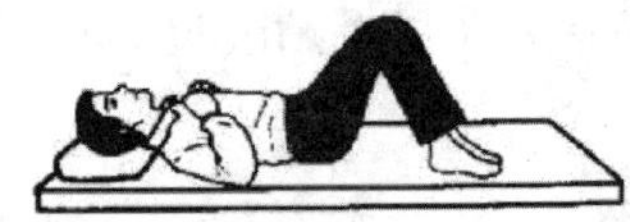
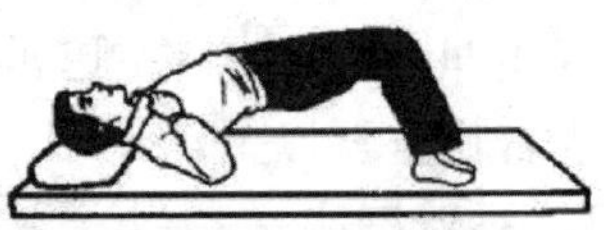

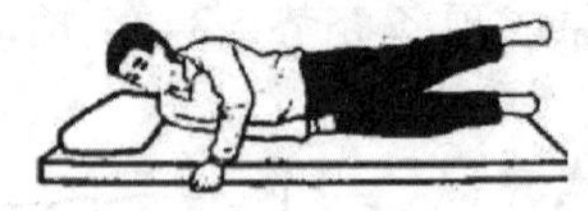
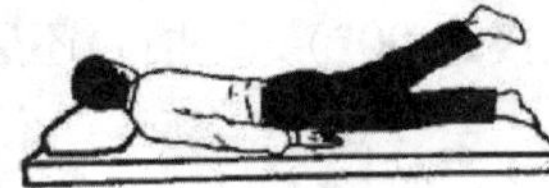
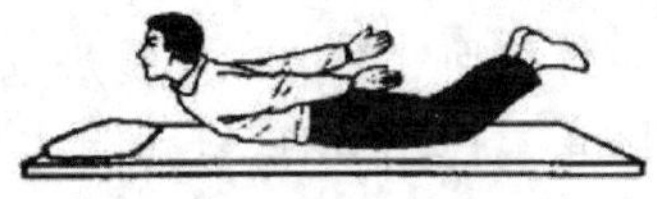

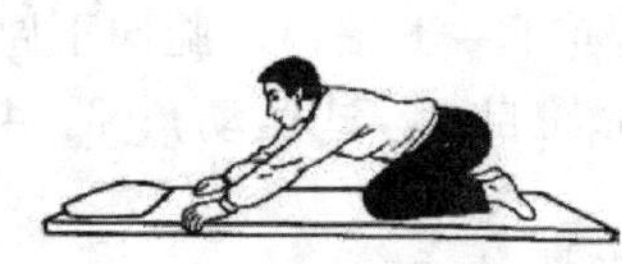
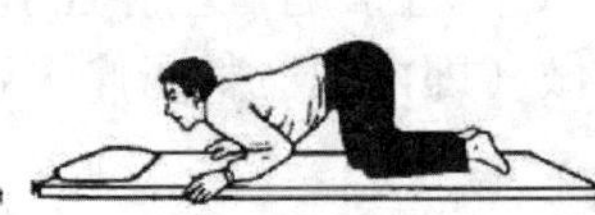
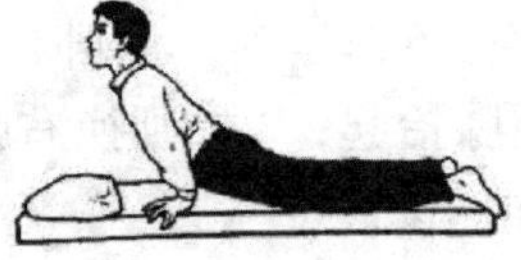

图 5－8　功能性腰腿痛医疗体操

8. **抱腿呼吸**（2～4 个 8 拍）

直体仰卧。1～2 拍，两臂经前上举吸气，接着上体抬起同时呼气，两臂弯曲抱左膝（成半坐状态）；3～4 拍还原。

9. **仰头挺胸**（2～4 个 8 拍）

直体仰卧，两手握拳，两臂弯曲，置于身体两侧。1 拍，下肢固定不动，尽量挺胸，

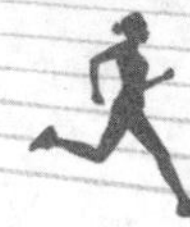

头后屈；2 拍还原成预备姿势。

10. **直腿踏步**（2 ~4 个 8 拍）

直体仰卧（两脚勾起）。1 拍，两膝伸直不能弯曲，运用髋关节扭动力量，左脚下踏，同时右脚上提（做形似踏步的动作）；2 拍与 1 拍动作相同，但换右腿做。

11. **侧卧摆腿**（2 ~4 个 8 拍）

右侧卧，左手扶床，右腿微屈，左腿伸直。1 拍，左腿侧举；2 拍，左腿前摆，同时低头含胸；3 拍，左腿后摆，同时抬头挺胸，4 拍还原。然后进行右侧相同练习。

12. **俯卧撑体后屈**（2 ~4 个 8 拍）

俯卧，两臂弯曲，两手扶于两肩外侧（稍大于肩宽）。1 ~2 拍，上体后屈尽量抬起，两臂相应伸直（主要靠上体力量完成动作）；3 ~4 拍还原。

13. **交替腿后举**（2 ~4 个 8 拍）

直体俯卧。1 拍，左腿后举，2 拍还原；3 ~4 拍换右腿做。

14. **“船形”运动**（2 ~4 个 8 拍）

直体俯卧（最好腹部放一枕头）。1 ~3 拍，两腿后举，同时上体尽量抬起，两臂后举；4 拍还原。

15. **蹲起训练**（2 ~4 个 8 拍）

屈膝半蹲。1 拍，双上肢伸直插入两膝间；2 拍挺腰站立，双上肢放在体前；3 ~4 拍重复上述动作。

16. **贴胸俯卧撑**（2 ~4 个 8 拍）

臀部后坐，跪撑于床上，两手撑于肩前方。1 ~2 拍，屈臂，同时上体贴床前移，接着两臂推直成上体后伸的俯撑；3 ~4 拍，臀部后移还原。

【注意事项】

（1）慢性腰痛者首先需去医院检查排除器质性病变。

（2）医疗体操练习时应根据评估结果强化相关肌肉力量和柔韧性。加强肌肉力量的动作应当慢速进行，避免憋气；改善腰部功能的动作范围应当逐渐加大，运动中允许轻微疼痛，但不应有剧烈疼痛；每节之间稍加休息，并可以做些呼吸运动；每日应该锻炼 1 ~2 次，持之以恒，提高疗效。

（3）锻炼前也可以配合其他物理治疗提高锻炼效果，增大腰部活动范围和减轻疼痛。

（4）可结合游泳、太极拳等全身练习。

【思考分析】

55 岁，女，中学体育老师。间歇性腰痛数年，疼痛可向右臀和右大腿放射。通常她慢跑 15 min 后开始出现疼痛，跑至 25 ~30 min 时疼痛加剧。一般坐大于 1 h，站大于 15 min和早晨起床时局部僵硬。检查：腰椎前凸，下背部、髋屈肌柔韧性不足，反复后伸腰部，疼痛加重，腰向右侧屈活动度降低且引发不适。

分析：（1）引发症状的原因是什么？

（2）制定一套医疗体操方案。

第六章 运动医学实验

实验一 日热量消耗测定

【实验目的】

初步掌握运用活动观察计算法和体重平衡法，对人体一日热能消耗进行测定的基本方法。

【实验原理】

活动观察计算法：应用由直接或间接测热法所取得的人体各项热能消耗的数据，计算实际活动的热能消耗。详细观察记录人体一天 24 小时（24 h）中，各项活动的内容和时间（以 min 计），然后归类相加，查表找出每项活动单位时间的热能消耗值，与该项活动的时间相乘，即得出该项活动的热能消耗量。将全天各项活动的热能消耗量相加，再乘以体重或体表面积，即得出人体一天活动的热能消耗量。采用平衡膳食时，在此基础上再加上 10% 的食物特殊动力作用所消耗的热能，就是人体一天的需热量。

体重平衡法：健康成年人热能摄入与消耗平衡时，体重保持相对稳定，否则体重增加或减少，因而通过一定时期（一般 15 d 以上）膳食调查计算摄入的热量，然后根据体重变化（体重变化 1 g 相当于 8 kcal 热能），可得出该时期粗略的热能消耗。如某人调查初始体重为 60 kg，20 天后为 62 kg，其间每日平均摄入 3 600 kcal。20 天增加了 2 kg 体重，平均每天增 100 g 体重，即平均日摄入量比日消耗量多 800（100 × 8）kcal，因此热消耗量平均每日为 2 800（3 600 - 800）kcal。

【实验器材】

人体各项活动热能消耗数据表格资料，体重计，计算工具。

【实验方法】

1. 活动观察计算法

（1）记录人体一天（24 h，折合 1 440 min）内，身体各项活动内容的名称及其所占用的时间（以 min 为单位计）。

（2）合并相同活动内容的活动项目时间（min），并将活动名称和时间（min）逐项登记在实验报告的相应栏目内。

（3）核算一日活动时间是否满 24 h，即 1 440 min。

（4）查各项活动、动作的单位热能消耗值（见附录1），登记在实验报告的相应栏目内，对于查检不到的活动项目，可查找与其近似项目的热能消耗率，以取代该项目。

（5）逐项计算活动项目所消耗的热量，并在合并相同活动后，总计 1 天内消耗的热量（J/kg）。

（6）合计各项活动的总耗热量 D（J/kg）。

（7）计算身体的各项活动的耗热总和 E（J/d）。$E=D\times$体重。

（8）计算受试者食物特殊动力作用耗热量 H（J/d）。$H=E\times10\%$。

（9）受试者身体一日所需热量 S（J/d）。$S=E+H$。

2. 体重平衡法

（1）晨空腹状态下称初始体重。

（2）调查每日膳食，连续 15 d，然后计算膳食摄入热量。方法见本章实验二。

（3）15 d 后在同样的晨空腹状态下称体重。

（4）根据体重变化和平均每日摄入热量，计算日平均消耗热量。

【结果评定】

将计算能耗与附录 2 对照评定是否有体力活动不足。

【注意事项】

（1）记录一昼夜活动内容时间应计满 24 h（1 440 min）。

（2）计算中，应将一昼夜内相同活动内容的时间合并后计算。

（3）记录中，对查表查不到的活动项目，在选靠近似活动项目时，应恰当、合理。

（4）影响计算结果准确性的非计算性问题：如卡（cal）和焦耳（J）要分清；查表中，看错行或串行，其活动的耗热量与活动项目不对应；抄录数据时，计错数字中小数点的位置，都会造成计算结果有较大出入。

【思考分析】

（1）热能消耗测试方法有哪些？

（2）热能不平衡对机体有何影响？

实验二　膳食调查和营养配餐综合性实验

【实验目的】

掌握膳食调查的方法和食物成分表的应用；学会膳食评价及平衡膳食方法。

【实验原理】

膳食调查主要有记账法和称重法。记账法适用于有详细账目的集体单位，通过查账或记录一定时间内的各种食物消耗总量和用餐人数，计算平均每人每日消耗量。称重法较费人力物力，适用于个人、家庭或集体单位。调查期间称量每餐所吃各种主副食品生重、熟重及剩余重量，并统计用餐人数，以上所得数据计算出每一餐平均每人进食的食物重量。将各餐结果加在一起，得出每人每天进食量，调查3~7天。

【调查时间】

调查时间为一周。

【调查内容和方法】

以大学生膳食为例，自己记录每日每餐膳食情况，调查一周膳食。

(1) 资料的收集：记录调查一定时间内每日每餐所食食物的种类和数量。具体包括食物名称、原料名称、原料编码、原料重量、进餐时间、地点。

(2) 计算每人每日各种营养素摄入量：应用“食物成分表”（见附录3）计算各种食物的各种营养素含量，计算每人每日各种营养素摄入量。

(3) 评价每人每日各种营养素摄入量情况：参照2000年中国营养学会“中国居民膳食中营养素参考摄入量”标准进行膳食评价。查出与自己年龄、活动水平相符的供给量，计算摄入量占供给量的百分比，评价摄入量充足与否。

(4) 计算热量、蛋白质及铁的来源分布：将各种食物分为动物类、豆类、一般植物类（不含豆类）三类。分别计算来源于动物类、豆类和一般植物类的热量、蛋白质和铁的摄入量并计算其占总量的百分比。由此评价热量、蛋白质和铁的不同来源优劣。

(5) 计算一日三餐能量分配百分比：将早、中、晚三餐食物分别列出，计算其能量，并计算其占总能量的百分比。

(6) 计算膳食中热能来源分配：计算食物中蛋白质、脂肪、糖类的摄入量并换算为能量，求出蛋白质、脂肪、糖类占总能量的百分比。

【结果评定】

(1) 热能及各种营养素占供给量的百分比。一般认为热能的摄入量应占供给标准的90%以上，正常范围为90%~110%；各种营养素的摄入量应占供给标准的80%以上，低于标准80%为供给不足，低于60%为严重缺乏，会对身体造成严重影响。摄入超过100%的营养素参考摄入量（DRIs）时，摄入量应限制在可耐受最高摄入量（UL）值以下。

(2) 蛋白质、铁来源百分比。建议应主要来源于优质蛋白质——动物类及大豆类制品（包括豆腐、豆浆和酱油等），其供给量应占到蛋白质供给总量的30%（1/3）以上，如果总量不足则优质蛋白质所占的比例应更高。植物性食物铁为非血红素铁，受多种因素的影响，其吸收远远低于动物性食物铁。

(3) 三大营养素产能百分比。适宜产能百分比：蛋白质为12%~14%，脂肪为20%~30%，碳水化合物为55%~65%。

(4) 建议。综合以上调查结果，指出膳食供给存在的问题并分析原因，提出改进措施，建立合理膳食方案。

【注意事项】

（1）调查者应了解当时市场上主要食物的供应情况和当地居民的生活和饮食习惯。

（2）调查时最好使用开放式调查表进行面对面调查，或使用预先编好的调查表通过电话等方式访问。

（3）调查时不要疏忽零食记录。

【思考分析】

（1）一学生，男，15 岁，身高 163 cm，体重 84 kg，腰围 99.4 cm，臀围 104.1 cm。请制订运动减肥计划，同时制定相应的运动健身减肥食谱。

（2）马拉松比赛于清晨 7 点开始，请为参与马拉松比赛运动员制定赛前一天和赛前餐食谱。

实验三　运动饮料配制设计性实验

【实验目的】

初步掌握运动饮料的配制方法，并能给予功能界定与口味评价。

【实验器材】

各类配制饮料的食品及食品添加剂材料，无菌配制容器及蒸馏设备。

【实验要求】

4 ~6 人一组，根据运动饮料配制相关要求，设计一个热环境中运动时的运动饮料配方，并写出设计理由、功能点，最后撰写报告。

【实验方案】

（1）理论设计部分：包括运动饮料设计理论依据、饮料配方设计、实验观测指标等。

（2）实证部分：

①按配方配制相应饮料。成品推荐以 500 mL 为单位配制。

②各组饮料送运动现场给运动员品尝，并反馈评价建议。

（3）综合完成实验报告。

【注意事项】

（1）为了保证配制的饮料干净、卫生，一定要注意用凉开水或蒸馏水配制饮料，而不要用自来水。配制出的饮料存放时间不宜过长，最好是当天配制的饮料当天喝完。

（2）运动饮料是根据运动员在运动时身体消耗的生理特点而配制的。理想的运动饮料应具备迅速恢复体力、维持体液平衡、提供能量及增进运动能力的功能。因此，运动饮料必须注意糖的浓度、种类和电解质含量等。

下面为美国四种运动员饮料配方，可参考。

原料配方1［一般运动员饮料（g/L）］：蔗糖55，柠檬酸1.8，氯化钠1.0，低聚糖20，柠檬香精1.0。

原料配方2［饮料（g/L）］：蔗糖16，低聚糖15，柠檬酸1.8，柠檬香精1.0，氯化钠0.6，氯化钾0.1，磷酸二氢钠0.1，磷酸二氢钾0.1，碳酸氢钠0.1。

原料配方3［适用于气温25 ℃以上运动的饮料（g/L）］：蔗糖30，低聚糖10，柠檬酸0.8，柠檬香精1.0，氯化钠0.6，氯化钾0.1，磷酸二氢钠0.1，磷酸二氢钾0.1，碳酸氢钠0.1。

原料配方4［适用于气温0 ℃以下运动的饮料（g/L）］：蔗糖45，低聚糖105，柠檬酸1.8，柠檬香精1.0，氯化钠0.6，氯化钾0.1，磷酸二氢钠0.1，磷酸二氢钾0.1，碳酸氢钠0.1。

【思考分析】

（1）汗盐浓度与哪些因素有关？

（2）不同气候环境下运动饮料配制有何不同？

实验四 运动处方设计性实验

【实验目的】

掌握健身保健运动处方制定方法。

【实验器材】

体质测试器材。

【实验要求】

6人一组，选择一名体检结果正常的健康者开具运动处方并实施（12周），最后撰写报告。

【实验方案】

1．运动处方制定

（1）运动评估：了解受试者基本信息和运动史，然后进行体质测试。内容包括身高、体重、体成分、极限递增负荷试验、肌力测试、坐位体前屈。然后评估运动结果。

（2）根据评估结果确定运动目的。

（3）制定12周运动处方（从第1周至第12周每周的运动计划）。

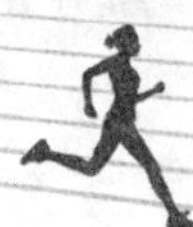

表 6－1　一周运动计划

	周一	周二	周三	周四	周五	周六	周日
运动方式							
每项运动的强度							
每项运动的时间							

2．运动处方实施

（1）在实施过程中注意医务监督，记录发生的伤害事件及解决方法等。

（2）实施结束进行体质测试，评定效果。

3．撰写实验报告

将实验过程和实验结果总结出来，撰写成实验报告。

【注意事项】

（1）处方计划制订宜先制订 1～2 周，然后再 1～2 周这样制订。

（2）运动过程中出现任何问题，需及时处理。

【思考分析】

案例：伯先生，男，49 岁。七八年前起就有快走的习惯，主要是每天在打拳之前先快走 5 km，一般需 40～50 min。现在由于打拳少了，快走次数也减少了，每周只进行快走 2～3 次。伯先生感觉在快走这一项运动上，虽然刚开始会有点胸闷，但是快走几次后不再有什么问题，在快走一段时间后，反而觉得自己的体能和抵抗力都有所增加。

请对此案例做出点评。

实验五　运动损伤调查设计性实验

【调查目的】

掌握运动损伤调查方法。

【实验方法】

在进行运动损伤调查之前，首先必须了解调查设计方法。通常运动损伤的调查设计有横断面调查、病例对照研究、回顾性队列调查和前瞻性队列调查。

1．调查目的

调查目的必须明确，这是运动损伤调查的首要问题。

2．调查对象

调查时必须明确调查的所有对象。调查的所有对象也被称为研究的总体。例如开展“广州市中小学生运动创伤患病率调查”时，广州市全体中小学生为调查对象（即总体）。欲了解总体情况，可以普查，也可抽样调查。普查可以全面掌握情况，但当总体很

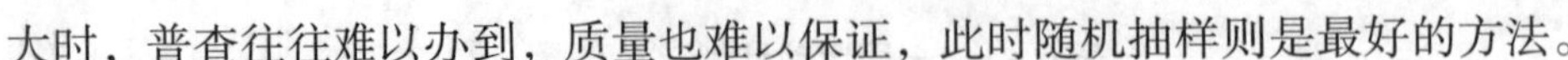

大时，普查往往难以办到，质量也难以保证，此时随机抽样则是最好的方法。

3．调查的具体内容和方式

根据调查目的，确定调查的具体内容和观测指标。如拟进行“中学男生体型与跑步损伤关系”研究时，调查内容应为体型及运动损伤，并界定反映体型的指标以及该指标的测量标准和运动损伤的诊断标准；同时应注意调查可能存在运动量这个对损伤有影响的主要混淆因素。调查方式通常有直接访谈、信访和电话调查。运动创伤的调查最好是以医院门诊为基地，通过直接访谈方式展开调查。

4．设计和制定调查表

根据调查目的和内容，制定相应的调查表。一般调查表应简洁明了，切忌模棱两可。表6－2是运动损伤的普通登记卡。教练、体育教师或健身指导者平时应做好运动损伤的登记工作。运动损伤登记卡的每项内容，皆应逐项填写，在登记卡上没有的内容，应填入备注栏。每张卡片只填写一次，并且只填一种伤。填好的卡片注意集中管理，以便定期统计分析。

表6－2　运动损伤调查表

<table>
<tr><td>○</td><td>体育课</td><td rowspan="13">受伤情况</td><td>○</td><td>○</td><td>○</td><td>○</td><td>○</td><td>○</td><td>○</td><td>○</td><td>○</td><td>○</td><td>○</td><td>○</td><td>○</td><td>○</td><td>○</td><td>○</td><td>○</td><td>○</td><td></td><td rowspan="11">受伤原因</td><td>技术缺点</td><td>○</td></tr>
<tr><td>○</td><td>训练</td><td rowspan="2">头</td><td rowspan="2">颈</td><td rowspan="2">胸</td><td rowspan="2">腹</td><td rowspan="2">腰</td><td rowspan="2">背</td><td rowspan="2">肩</td><td rowspan="2">上臂</td><td rowspan="2">肘</td><td rowspan="2">前臂</td><td rowspan="2">手腕</td><td rowspan="2">髋</td><td rowspan="2">大腿</td><td rowspan="2">膝</td><td rowspan="2">小腿</td><td rowspan="2">跟</td><td rowspan="2">足</td><td rowspan="2">脊柱</td><td rowspan="2">其他</td><td>组织不当</td><td>○</td></tr>
<tr><td>○</td><td>比赛</td><td>准备活动不足</td><td>○</td></tr>
<tr><td>○</td><td>课外活动</td><td colspan="19">受伤部位</td><td>局部负荷过重</td><td>○</td></tr>
<tr><td>○</td><td>准备活动</td><td colspan="19">姓名______性别______年龄______</td><td>疲劳</td><td>○</td></tr>
<tr><td>○</td><td>辅助练习</td><td colspan="19">运动项目______训练年限______运动等级______</td><td>伤病</td><td>○</td></tr>
<tr><td>○</td><td>专项训练</td><td colspan="19">受伤项目______受伤日期______年____月____日</td><td>麻痹大意</td><td>○</td></tr>
<tr><td>○</td><td>正式比赛</td><td colspan="19">受伤动作</td><td>犯规</td><td>○</td></tr>
<tr><td>○</td><td>有保护</td><td colspan="19">受伤性质</td><td>场地</td><td>○</td></tr>
<tr><td>○</td><td>无保护</td><td rowspan="3">擦伤</td><td rowspan="3">刺切伤</td><td rowspan="3">撕裂伤</td><td rowspan="3">挫伤</td><td rowspan="3">肌肉拉伤</td><td rowspan="3">韧带损伤</td><td rowspan="3">滑囊炎</td><td rowspan="3">腱鞘炎</td><td rowspan="3">骨膜炎</td><td rowspan="3">肩袖损伤</td><td rowspan="3">半月板损伤</td><td rowspan="3">椎间盘突出症</td><td rowspan="3">骨软骨病</td><td rowspan="3">骨关节病</td><td rowspan="3">骨骺损伤</td><td rowspan="3">骨折</td><td rowspan="3">脱位</td><td rowspan="3">脑震荡</td><td rowspan="3">其他</td><td>器械</td><td>○</td></tr>
<tr><td>○</td><td>保护不当</td><td>气候</td><td>○</td></tr>
<tr><td>○</td><td>坚持训练</td><td rowspan="2" colspan="3">其他</td></tr>
<tr><td>○</td><td>部分训练</td><td>○</td><td>○</td><td>○</td><td>○</td><td>○</td><td>○</td><td>○</td><td>○</td><td>○</td><td>○</td><td>○</td><td>○</td><td>○</td><td>○</td><td>○</td><td>○</td><td>○</td><td>○</td><td></td></tr>
</table>

5．调查资料的整理分析和统计

在资料的整理分析过程中应选用适当的统计方法，分析出各种有意义的因素。通常简单的资料整理分析包括：

（1）调查对象的一般情况：如年龄、性别、职业等。对职业运动员，则还应统计运动专项、训练年限、运动等级等。

（2）运动损伤发生率：以发病率和患病率表示。通常运动创伤可计算发病率和患病率，而劳损只计算患病率。发病率的测量首先要确定易感人群，且过去和现在皆未发生该损伤，然后在一段时间（通常为一年）内定期检查这些对象，发现和计算这段时间内新发损伤例次或人数。发病率通常以每参加1 000 h损伤例次表示，即运动创伤年发病率＝一年内运动创伤新发损伤例次/同期受运动创伤威胁的人口数总运动时间。另外，

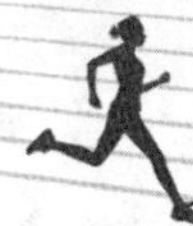

也可用流行病学发病率和临床发病率表示，运动创伤流行病学发病率 = 一年内运动创伤新发损伤人数/同期受运动创伤威胁的人口数；运动创伤临床发病率 = 一年内运动创伤新发损伤例次/同期受运动创伤威胁的人口数。患病率则是指某一特定时间内暴露人群中存在某病病例数所占比例，它是通过一群人一次性检查所获得。如特定时间为一天，则为点患病率；如特定时间为一段时间，则为期间患病率。运动创伤患病率 = 特定时间运动创伤病例人数/同期平均人口数。

（3）损伤的好发部位和损伤性质：了解损伤的部位和性质，是调查者掌握某运动群体损伤特点的一项重要内容。在调查过程中，损伤的部位一般较易确认，但损伤的性质则需依靠专业医生的诊断，或者通过门诊或住院病历中有关损伤诊断的记录获得。对虽经专业人士检查，仍无法确定损伤性质的病历，则可暂时记录为“待查”，以便日后确诊时再行更正。切忌对损伤性质草率定性，以免影响调查结果的准确性。

（4）损伤的原因：对损伤原因的调查，是日后制定有针对性防伤措施的主要依据，因此在调查时应详细询问引起损伤的内因和外因。一般的损伤调查表中，都列举有可能引起损伤的诸多因素（见表6－2），在采集病史时应尽量详细询问，并通过分析和判断，最终确认导致本次损伤的原因。注意一次损伤可能是单一原因致伤，也可能是多种原因致伤，若为后者则需将多种致伤因素逐一填写。

【调查设计与实施】

由4～6名学生组成一调查小组，确立调查目的、调查对象，并制定调查方案。

方案实施：方案经老师修改同意后正式调查。收集调查资料，统计分析。

研究报告：最后根据调查结果撰写实验报告。

【注意事项】

（1）方案需由小组集体讨论。

（2）调查时需注意调查内容的可行性、有效性和客观性。

【思考分析】

以下是一名广东省橄榄球运动员的损伤经历：2009年东亚运动会左手无名指肌腱断裂；2011年全国冠军赛右腿内侧副韧带断裂；2012年全国锦标赛左腿内侧副韧带损伤。2013年下半年起右膝髌骨末端一跑就痛，跟腱也痛。自觉2011年腿未伤之前大强度或大负荷训练皆无问题，现在负荷一大，膝踝关节就疼痛，影响训练。

请问你有何感想？

实验六　探索性实验

探索性实验是在借助前人工作与经验的基础上，通过归纳、总结与积极思考，对未知因素进行大胆设计、探索研究的一种科学实验。本实验的目的是为了能充分调动学生的学习主动性、积极性和创造性，完成从实验设计到亲自动手操作全过程，使学到的基础知识与科学实践更好地相结合，最终提高学生发现问题、分析问题、解决问题的能力，树立严谨的科学作风与培养创新精神。

【选题范围】

体育院系本科生进行运动医学探索性实验选题范围大体可包括：

1．原有实验方法改进

通过对以往实验方法改进，提高其可行性、实用性及科学性。如哈佛台阶试验如何改变能更好评价不同人群的心血管功能。

2．建立新的某机能或体质的评价指标或体系

如中学生心肺耐力测试中能否用 20 m 往返跑（YOYO 耐力测试）替代 1 000 m 跑？不同年龄人群体成分测定中选用哪些部位皮褶能更好反映体成分？又如目前缺幼儿及 9 岁以下儿童体脂预测公式，能否探索建立？

3．探索运动保健方法的改进

如在不同运动时间如早晨、晚间锻炼运动效果有无差异；力量与耐力同时锻炼有无相互影响；运动时营养补充时机对运动效果的影响；运动伤害的原因、机制；不同运动伤害后运动康复方法的探讨；等等。

4．其他

如某些功能性病症的医疗体操创编及效果。

【实验程序与实施方案】

1．立题

以实验小组为单位，根据已学的理论知识，经过小组集体酝酿、讨论，初步确立研究方向，然后利用图书馆及网络查阅相关的文献资料，了解国内外研究现状，最后确立一个既有科学性又有一定创新的实验题目。但是要注意实验方案不可脱离现有的实验条件（仪器设备），应强调其可操作性。初步选题后，由指导老师根据实际方案的目的性、科学性、创新性和可行性进行初审，然后与同学一起对实验方案进行论证和修改。

每个实验小组在立题基础上，认真地按照规定格式写出实验的设计方案。具体的内容和格式要求如下：

（1）立题依据（实验目的、意义，以及欲解决的问题和国内外研究现状）。

（2）实验器材（器材名称、型号）。

（3）实验方法与操作步骤（包括实验的具体方法、每个观察项目的具体操作过程，以及设立的观察指标的检测手段）。

（4）观察项目（写出为什么要拟这些项目）。

（5）预期结果（写出其理论依据）。

（6）可能遇到的困难和问题及解决的措施 。

（7）注明参阅的文献资料。

2．实施方案

根据方案进行实验。

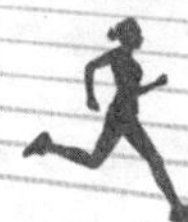

3．实验数据整理与分析

4．撰写研究报告

研究报告一般分以下几部分内容：

（1）题目：是研究论文的“招牌”，主要是揭示论文内容的主题和题材限制，从而为读者提供论文的主要信息，以引起相应读者的阅读兴趣。

（2）署名与单位：作者署名一方面可以表明作者的研究成果，另一方面表示作者要对论文的真实性负责。

（3）摘要：摘要是论文核心内容的浓缩部分。目的是使读者能以最短的时间了解论文的主要内容。目前自然学科研究论文的摘要格式多采用四段式，即目的、方法、结果、结论。

（4）关键词：关键词是从论文题目、摘要或正文中选取的最能反映中心内容、最能说明全文含义的名词或词组，应当尽量标引准确与完全。其目的是为专职标引人员、编辑人员及读者提供方便，便于期刊的索引与检索，同时加速作品进入二次文献和机检的速度。

（5）前言：是正文的起始部分。主要介绍论文的背景、相关领域的前人研究历史与现状及存在的问题以及本文“准备研究内容”，“为何要从事这项研究”，“理论与实践意义怎样”等。

（6）研究对象与方法：具体说明“如何进行研究”，包括下列几项内容：①实验对象；②实验器材；③运动方式；④施加的实验因素；⑤观察的指标及检测方法；⑥数据的统计分析方法。

（7）实验结果：反映了本课题水平的高低及其价值，是结论的依据。为了使论文的结果形象直观，论文的“结果”部分常采用图表形式说明问题。如果图表设计恰当，不但可作为文字叙述的补充，甚至可表达用文字难以叙述的材料，使读者直观易懂，一目了然。

（8）实验结果的分析讨论：论文中的讨论是从实验和观察的结果出发，从理论上对其进行分析、比较、阐述、推论和预测的过程。在分析讨论中，通过综合分析与逻辑推理，使感性认识提高到理性认识，从广度和深度两方面丰富和提高对实验结果的认识，使论文的结论更加具有吸引力。这部分是实验结果的升华，是论文的关键，在阐述自己的新发现、新认识时，允许做适当推理，但必须言之有物、言之有据、言之有理。

（9）参考文献：一般主要来自正规出版的书籍及学术期刊，按序号列出。

书籍参考格式：主要作者．书名．出版地：出版者，出版年：起止页码。如：［1］罗兴华，廖八根．健康概论．广州：广东高等教育出版社，2002：67－75.

期刊文章格式：主要作者．文献题名．刊名，年，卷（期）：起止页码。如：［1］廖八根，梁树勋，罗兴华．广东省中年男性体质状况流行病学调查．体育科学，1999，19（3）：167－173.

附录1 日常生活运动能量消耗量

表1 日常生活运动能量消耗量表

休息	消耗热量(kJ/min)	日常活动	消耗热量(kJ/min)	工作学习	消耗热量(kJ/min)	文体活动	消耗热量(kJ/min)
睡眠	2.7	穿脱衣	7.0	自习	3.5	广播体操	11.6
午睡	3.2	整理床铺	8.9	听课	3.4	乒乓球	14.2
坐着休息	3.6	洗脸刷牙	4.5	写字	4.7	单杠	16.6
站着休息	4.0	吃饭	5.0	看书	3.6	双杠	18.2
坐着说话	4.6	上下楼梯	18.6	整理书信	7.5	爬绳	14.1
站着说话	5.0	站立洗衣	8.9	开会	4.3	跳高	22.2
下棋玩扑克	4.2	扫地	11.4			排球	13.7
看电影电视	3.4	拖地板	11.7			篮球	19.0
		擦窗	8.3			健身操	12.3
		整理家务	8.9			剧烈跑步	23.6
		散步	6.2			自行车	12.6
		走路	11.3			桌球	7.4
						唱歌	9.3
						跳舞	13.0
						慢跑	15.7

附录2　推荐的每日膳食营养素供给量

中国居民每日膳食营养素参考摄入量（DRI_S）包括四项内容：①平均需要量（EAR），是根据某些指标判断可以满足某一特定性别、年龄及不同生理状况群体中50%个体需要量的摄入水平。②推荐摄入量（RNI），是可以满足某一特定性别、年龄及不同生理状况群体中绝大多数（97%～98%）个体需要量的摄入水平。长期摄入RNI水平可满足身体对该营养素需要，保持健康和维持组织有适当储备。③适宜摄入量（AI），在个体需要量研究资料不足、不能计算EAR和RNI时，可设定AI替代RNI。AI是通过观察或实验获得的健康人群某种营养素摄入量。AI与RNI皆可用作个体摄取入目标，但AI准确性不如RNI。④可耐受最高摄入量（UL），是平均每日摄入量最高限。这个量对几乎所有个体不会引起不利于健康的影响，但超过UL时，损害健康风险增加。

表1　能量和蛋白质的每日推荐摄入量（RNIs）及脂肪供能比

年龄（岁）	能量的RNIs（MJ/kg·d）[N]				蛋白质的RNIs（g）[N]		脂肪占能量百分比（%）
	男		女		男	女	
0～		0.4（95）*					45～50
0.5		0.4（95）*			1.5～3.0（g/kg·d）		35～40
1～	4.60	（1 100）	4.40	（1 050）	35	35	
2～	5.02	（1 200）	4.81	（1 150）	40	40	30～35
3～	5.64	（1 350）	5.43	（1 300）	45	45	
4～	6.06	（1 450）	5.83	（1 400）	50	50	
5～	6.70	（1 600）	6.27	（1 500）	55	55	
6～	7.10	（1 700）	6.67	（1 600）	55	55	
7～	7.53	（1 800）	7.10	（1 700）	60	60	25～30
8～	7.94	（1 900）	7.53	（1 800）	65	65	
9～	8.36	（2 000）	7.94	（1 900）	65	65	
10～	8.80	（2 100）	8.36	（2 000）	70	65	
11～	10.04	（2 400）	9.20	（2 200）	75	75	
14～	12.00	（2 900）	9.62	（2 400）	85	80	25～30
18～							20～30
体力活动PAL▲							
轻	10.03	（2 400）	8.80	（2 100）	75	65	
中	11.29	（2 700）	9.62	（2 300）	80	70	
重	13.38	（3 200）	11.30	（2 700）	90	80	
孕妇			+0.84	（+200）	+5，+15，+20△		

续上表

年龄（岁）	能量的 RNIs（MJ/kg·d）[N]				蛋白质的 RNIs（g）[N]		脂肪占能量百分比（%）
	男		女		男	女	
乳母			+2.09	（+500）		+20	
50～							20～30
体力活动 PAL▲							
轻	9.62	（2 300）	8.00	（1 900）			
中	10.87	（2 600）	8.36	（2 000）			
重	13.00	（3 100）	9.20	（2 200）			
60～					75	65	20～30
体力活动 PAL▲							
轻	7.94	（1 900）	7.53	（1 800）			
中	9.20	（2 200）	8.36	（2 000）			
70～					75	65	20～30
体力活动 PAL▲							
轻	7.94	（1 900）	7.10	（1 700）			
中	8.80	（2 100）	8.00	（1 900）			
80～	7.74	（1 900）	7.10	（1 700）	75	65	20～30

注：#各年龄组的能量的 RNI 与其 EAR 相同，（）内为 RNI/kcal 值，＊为 AI，非母乳喂养应增加 20%；▲为 PAL 体力活动水平；△表示孕早、中、晚期分别增加 5，15，20。（凡表中数字缺如之处表示未制定该参考值）

表 2　常量和微量元素的每日推荐摄入量或适宜摄入量

年龄(岁)	适宜摄入量(AI)						推荐摄入量(RNI)			适宜摄入量(AI)				
	钙 Ca (mg)	磷 P (mg)	钾 K (mg)	钠 Na (mg)	镁 Mg (mg)	铁 Fe (mg)	碘 I (μg)	锌 Zn (mg)	硒 Se (μg)	铜 Cu (mg)	氟 F (mg)	铬 Gr (μg)	锰 Mn (mg)	钼 Mo (mg)
0～	300	150	500	200	30	0.3	50	1.5	15(AI)	0.4	0.1	10		
0.5～	400	300	700	500	70	10	50	8.0	20(AI)	0.6	0.4	15		
1～	600	450	1 000	650	100	12	50	9.0	20	0.8	0.6	20		15
4～	800	500	1 500	900	150	12	90	12.0	25	1.0	0.8	30		20
7～	800	700	1 500	1 000	250	12	90	13.5	35	1.2	1.0	30		30
						男　女		男　女						
11～	1 000	1 000	1 500	1 200	350	16　18	120	18.0　15.0	45	1.8	1.2	40		50
14～	1 000	1 000	2 000	1 800	350	20　25	150	19.0　15.5	50	2.0	1.4	40		50
18～	800	700	2 000	2 200	350	15　20	150	15.0　11.5	50	2.0	1.5	50	3.5	60
50～	1 000	700	2 000	2 200	350	15	150	11.5	50	2.0	1.5	50	3.5	60
孕妇														
早期	800	700	2 500	2 200	400	15	200	11.5	50					
中期	1 000	700	2 500	2 200	400	25	200	16.5	50					
晚期	1 200	700	2 500	2 200	400	35	200	16.5	50					
乳母	1 200	700	2 500	2 200	400	25	200	21.5	65					

注：凡表中数字缺如之处表示未制定该参考值。

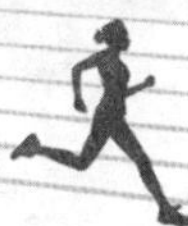

表3　脂溶性和水溶性维生素的每日推荐摄入量或适宜摄入量

年龄(岁)	推荐摄入量(RNI)		适宜摄入量(AI)	推荐摄入量(RNI)			适宜摄入量(AI)		推荐摄入量(RNI)		适宜摄入量(AI)		
	维生素A (μgRe)	维生素D (μg)	维生素E (mg)	维生素B_1 (mg)	维生素B_2 (mg)	烟酸 (mgNE)	维生素B_6 (mg)	维生素B_{12} (μg)	叶酸 (μgDFE)	维生素C (mg)	泛酸 (mg)	生物素 (μg)	胆碱 (mg)
0～	400(AI)	10	3	0.2(AI)	0.4(AI)	2(AI)	0.1	0.4	65(AI)	40	1.7	5	100
0.5～	400(AI)	10	3	0.3(AI)	0.5(AI)	3(AI)	0.3	0.5	80(AI)	50	1.8	6	150
1～	500	10	4	0.6	0.6	6	0.5	0.9	150	60	2.0	8	200
4～	600	10	5	0.7	0.7	7	0.6	1.2	200	70	3.0	12	250
7～	700	10	7	0.9	1.0	9	0.7	1.2	200	80	4.0	16	300
11～	700	5	10	1.2	1.2	12	0.9	1.8	300	90	5.0	20	350
	男　女			男　女	男　女	男　女							
14～	800　700	5	14	1.5　1.2	1.5　1.2	15　12	1.1	2.4	400	100	5.0	25	450
18～	800　700	5	14	1.4　1.3	1.4　1.2	14　13	1.2	2.4	400	100	5.0	30	500
50～	800　700	10	14	1.3	1.4	13	1.5	2.4	400	100	5.0	30	500
孕妇													
早期	800	5	14	1.5	1.7	15	1.9	2.6	600	100	6.0	30	500
中期	900	10	14	1.5	1.7	15	1.9	2.6	600	130	6.0	30	500
晚期	900	10	14	1.5	1.7	15	1.9	2.6	600	130	6.0	30	500
乳母	1200	10	14	1.8	1.7	18	1.9	2.8	500	130	7.0	35	500

注：DFE为膳食叶酸当量；凡表中数字缺如之处表示未制定该参考值。

表4　某些营养素的每日可耐受最高摄入量(ULs)

年龄(岁)	钙 Ca(mg)	磷 P(mg)	镁 Mg(mg)	铁 Fe(mg)	碘 I(μg)	锌 Zn(mg)	硒 Se(μg)	铜 Cu(mg)	氟 F(mg)	铬 Cr(μg)	锰 Mn(mg)	钼 Mo(μg)
0～				10			55		0.4			
0.5～				30		13	80		0.8			
1～	2 000	3 000	200	30		23	120	1.5	1.2	200		80
4～	2 000	3 000	300	30		23	180	2.0	1.6	300		110
7～	2 000	3 000	500	30	800	28	240	3.5	2.0	300		160
						男　女						
11～	2 000	3 500	700	50	800	37　34	300	5.0	2.4	400		280
14～	2 000	3 500	700	50	800	42　35	360	7.0	2.8	400		280
18～	2 000	3 500	700	50	1 000	45　37	400	8.0	3.0	500	10	350
50～	2 000	3 500▲	700	50	1 000	37　37	400	8.0	3.0	500	10	350
孕妇	2 000	3 000	700	60	1 000	35	400					
乳母	2 000	3 500	700	50	1 000	35	400					

续上表

年龄(岁)	维生素A (μgRE)	维生素D (μg)	维生素B_1 (mg)	维生素C (mg)	叶酸 (μgDFE)	烟酸 (mgNE)	胆碱 (mg)
0～				400			600
0.5～				500			800
1～			50	600	300	10	1 000
4～	2 000	20	50	700	400	15	1 500
7～	2 000	20	50	800	400	20	2 000
11～	2 000	20	50	900	600	30	2 500
14～	2 000	20	50	1 000	800	30	3 000
18～	3 000	20	50	1 000	1 000	35	3 500
50～	3 000	20	50	1 000	1 000	35	3 500
孕妇	2 400	20		1 000	1 000		3 500
乳母		20		1 000	1 000		3 500

注：NE为烟酸当量；DFE为膳食叶酸当量；▲60岁以上磷的UL为3 000 mg。（表中数字缺如之处表示未制定该参考值）

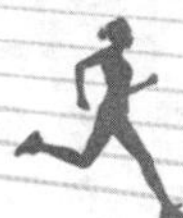

附录3　常见食物成分表

表1　五谷杂粮类

100g	糖 (g)	蛋白质 (g)	脂肪 (g)	维生素A (μg)	维生素E (mg)	维生素C (mg)	叶酸 (μg)	维生素B_6 (mg)	维生素B_{12} (mg)	钙 (mg)	铁 (mg)	钾 (mg)	锌 (mg)	纤维 (g)	能量 (kcal)
大米	76.3	7.3	0.3		0.49	7.3	2.2	1.5	19.1	7	1.5	103	1.1	0.8	337
小米	76	9.7	3.5	12	4.1		33	0.45	68.5	29	4.7	285	3.7	1.7	374
小麦	78	12	1.5	15	0.8		7.2	0.4	18.6	16.8	2.8	133	0.7	0.2	373.5
玉米	72.2	8.5	4.3	54	2.1	9.2	17	0.35	16.7	22	1.6	244	1.5	9.8	361.5
黄豆	25.3	43.2	17.5	33.2	19.2		276	0.7		367	11	1 930	4.5	4.6	429.5
绿豆	58.9	22	0.7	68	15.5	3.4	121	0.7		155	6.3	1 825	3.65	5	329.9
山药	14.4	1.7		2.6	0.5	8	13	0.18		16	0.8	473	0.62	0.6	64.4
莲子	61.8	16.6	2		3.9	3.8				120	4.9	2 057	2.51	2.8	331.6
花生	5.2	27.6	50	5.4	3.84	9.8	70.2	0.81		7.6	3.9	674	2.33	6.8	581.2
核桃	10	13.8	59	7.6	57		87.3	0.52		72.5	2.8	467	3.52	8	626.2
葵花子	19.4	19	48.6	1.2	24		2.67	1.8		107	7.3	615	5.2	4.4	591
红薯	29.5	1.8	0.2	27	2.9	33	54	0.7		18	0.4	6.8	0.18	0.9	127
燕麦	61.8	14.2	6.4	388	3.99		20.8	0.9	56.8	177	9	324	2.93	5.1	361.6
薏米	79.2	12.3	4.55	550	2		19.7	0.22	143	45	4.53	252	1.27	1.8	406.9

表2　蔬菜类

100g	糖 (g)	蛋白质 (g)	脂肪 (g)	维生素A (μg)	维生素E (mg)	维生素C (mg)	叶酸 (μg)	维生素B_6 (mg)	维生素B_{12} (mg)	钙 (mg)	铁 (mg)	钾 (mg)	锌 (mg)	纤维 (g)	能量 (kcal)
土豆	16.4	3.3	0.1	4.3	0.57	12	23.6	0.39		10	1	309	0.26	0.4	79.7
冬瓜	1.98	0.45		11.5	0.33	19.8	29.7	0.7	0.08	20	0.4	152	0.6	0.6	18.3
白菜	2.05	1	0.08	70	0.77	7.4	74	0.15		22	1	96	0.92	1.4	13
木耳	65.7	10.4	0.18	15.7	13.8	5.6	79.1	0.5	5.2	357	185	733	1.85	7	306
茄子	3	2.3	0.2	58	1.28	7.2	23	0.11		20	0.8	168	0.49	1.2	23

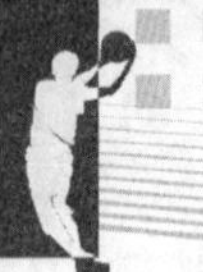

续上表

100g	糖 (g)	蛋白质 (g)	脂肪 (g)	维生素 A (μg)	维生素 E (mg)	维生素 C (mg)	叶酸 (μg)	维生素 B_6 (mg)	维生素 B_{12} (mg)	钙 (mg)	铁 (mg)	钾 (mg)	锌 (mg)	纤维 (g)	能量 (kcal)
青椒	4. 3	2. 2	0. 4	169	192	185	43. 8	2. 3		10. 4	0. 71	297. 7	0. 25	2. 1	29. 6
南瓜	10. 3	0. 6	0. 1	132	0. 54	5	73	0. 33		13	1. 1	216	0. 22	0. 7	44. 5
丝瓜	4. 1	1. 4	0. 15	12. 3	0. 37	7. 4	77	0. 18		26	0. 7	126	0. 35	0. 5	23. 4
苦瓜	3. 2	0. 8	0. 1	9. 6	1. 3	113	77	0. 11		3. 5	1. 1	179	0. 6	1. 2	16. 9
黄瓜	3. 1	0. 9	0. 2	22	0. 91	15	27	0. 9		15	0. 4	107	0. 39	0. 6	13. 8
百合	28. 1	4. 1	0. 2		0. 9	7. 8	68. 2	0. 35		8. 1	2. 3	786	3. 7	5. 3	131
竹笋	6. 2	4	0. 1	3. 2	1. 8	7	50	0. 26		30. 2	4. 2	432	0. 85	0. 9	41. 7
芹菜	1. 4	1. 6		7. 2	1. 1	29	33	0. 24		91	10. 3	123	0. 6	0. 4	12
萝卜	4. 6	0. 8			1. 3	27	59	0. 18		55	0. 5	187	0. 6	0. 4	21. 6
莲藕	17	0. 9	0. 1	2. 6	0. 88	22				27	6. 3	450	0. 56	0. 48	72. 5
豆芽	7	11. 4	2. 1	3. 84	1. 34	17	48. 2	0. 14		52	1. 8	150	0. 9	1	92. 5
莴笋	2. 3	0. 6	0. 1	22	0. 5	3. 8	131	0. 12		7	2	302	0. 6	0. 8	12. 5
空心菜	4. 6	2. 4	0. 2	217	2. 1	28	113	0. 35		108	1. 4	250	0. 52	1. 6	29. 8
西红柿	3. 6	0. 75	0. 35	88. 7	0. 52	7. 6	27. 3	0. 13		8	0. 4	250	0. 28	0. 2	20. 6
黄花菜	62. 4	14. 1	1. 2	297	7. 3	17	42	0. 15		785	9. 3	543	4. 22	8. 7	316. 8
四季豆	5. 6	2. 2	0. 2	92	0. 96	7. 38	42. 6	0. 08		47	3. 7	183	0. 71	1. 8	33
胡萝卜	8. 3	0. 7	0. 3	830	1. 1	35	22	0. 33		73	10. 6	198	0. 37	1. 3	38. 7
韭菜	4. 1	2. 4	0. 5	1 223	6. 5	39		0. 7		56	1. 6	311	1. 6	1. 6	30. 5
茭白	9. 8	2. 9	0. 3	4. 2	1. 22	6	55	0. 26		4	0. 7	230	0. 6	2. 5	53. 5
芋头	19. 7	2. 3	0. 1	21. 4	1. 28	7. 5	44. 1	0. 37		19	3. 9	322	0. 72	1. 2	8. 9
甜菜	7. 2	1. 9	0. 3	38. 8	1. 6	41	22	0. 09	1. 32	170	5. 6	593	0. 65	3. 7	39. 1
大蒜	8. 1	0. 8	0. 2	55	0. 99	32. 7				18	1	207	0. 7	1. 3	37. 4
生姜	11. 7	1. 4	1. 4	27. 1	0. 34	5. 07	7. 62	0. 24		47	7	400	0. 51	2. 3	66

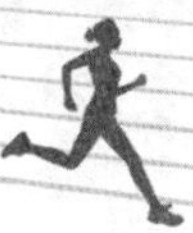

表3　水果类

100g	糖 (g)	蛋白质 (g)	脂肪 (g)	维生素 A (μg)	维生素 E (mg)	维生素 C (mg)	叶酸 (μg)	维生素 B_6 (mg)	维生素 B_{12} (mg)	钙 (mg)	铁 (mg)	钾 (mg)	锌 (mg)	纤维 (g)	能量 (kcal)
苹果	14.8	0.4	0.5	99.2	1.82	6	6.07	0.09		12.7	0.63	3.1	0.13	0.3	65.3
梨子	14.2	0.1	0.1	97.2	1.52	5.6	8.3	0.09		5	0.2	118	0.4	2.2	58
桃子	11.1	0.8	0.1	2.39	0.92	6	4.32	0.08		8	0.81	151	0.32	0.6	48.5
李子	8.8	0.7	0.25	23.7	0.81	5.4	43	0.06	2.95	7.6	0.73	152	0.22	0.65	40.3
柿子	14.6	0.4	0.15	21.4	1.3	4.5	21	0.11		147	0.8	157	0.13	1.6	61.4
橘子	12.1	1	0.3	63.3	1.67	42	21.9	0.06		60	1.05	138	0.29	1.7	55.1
葡萄	10.9	0.6	0.5	4.2	0.52	6.7	5.1	0.11		15	0.5	135	0.1	1.6	50.5
香蕉	23	1.3	0.2	58.2	0.28	11	20.1	0.44		8	0.3	325	0.24	0.6	99
大枣	28	2.45	0.4	2.31	0.22	437	132	0.19		71.2	2.4	261.5	1.71	2.32	125.5
杧果	6.9	0.6	0.2	1 320	1.34	27.3	87	0.21		206	4.3	145	0.15	1.3	31.8
西瓜	4.2	1.3		173	0.16	3	2.87	0.12		0.6	0.17	134	0.07	0.3	22
菠萝	9	0.4	0.3	31.2		36	15.2	0.13		16.3	1.02	154	0.17	0.3	40.3
柠檬	4.9	1.1	1.2	3.6	2.08	22	37	0.19		112	1.28	201	0.93	1.4	34.8
哈密瓜	7.5	0.6	0.2	146	0.53	36.7	28.6	0.35		5.8	0.9	182	0.52	0.25	34.2
猕猴桃	13	0.9	1.5	58.8	1.26	85	39	0.37		56.1	0.9	10.3	0.44	2.1	69.1
木瓜	5.9	0.53	0.17	138	0.37	47.6	43.2	0.03		16.4	0.7	18.5	0.36	0.65	27.3

表4　肉蛋类

100g	糖 (g)	蛋白质 (g)	脂肪 (g)	维生素 A (μg)	维生素 E (mg)	维生素 C (mg)	叶酸 (μg)	维生素 B_6 (mg)	维生素 B_{12} (mg)	钙 (mg)	铁 (mg)	钾 (mg)	锌 (mg)	胆固醇 (mg)	能量 (kcal)
猪肉	3.4	20.5	5.3	14.7	0.2	1.24	0.89	0.45	0.36	8	2.3	350	2.95	69	142.3
猪肝	14.2	12.2	1.3	10 479	0.78	51.5	997	0.76	53.7	13	23	521	3.97	509	117.3
牛肉	2.6	20	10.2	2.74	0.37		7.28	0.37	1.02	7	0.9	283	1.18	59	182.2
羊肉	0.1	20	7.3	10.4	0.42	2.51	2.89	0.24	3.46	10	2	230	7.23	95	146.1
鸡肉	0.3	22.3	2.3	43.1	1.77			0.46	2.37	17	2.3	546	1.6	101	111.1
鸭肉	0.34	17	12	51	0.13		1.87	0.45	0.74	6	2.87	230	1.05	107	177.4
鲤鱼	0.3	17.7	10.3	23.4	1.33		4.78	0.13	11.2	117	1.85	345	2.11	83	164.7
鲫鱼	0.1	13	1.1	33.3	0.62	1.08	13.84	0.15	5.36	54	2.5	293	3.02	124	62.3
鲍鱼	3.4	13.5	3.5	25.3	2.12	1.12	22.5	0.11	0.33	253	22.6	129	1.68	238	99.1

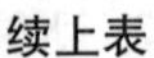

续上表

100g	糖 (g)	蛋白质 (g)	脂肪 (g)	维生素A (μg)	维生素E (mg)	维生素C (mg)	叶酸 (μg)	维生素B_6 (mg)	维生素B_{12} (mg)	钙 (mg)	铁 (mg)	钾 (mg)	锌 (mg)	胆固醇 (mg)	能量 (kcal)
黄鳝	0.7	18	0.8	19.8	1.53		1.87	0.45	1.52	40.4	2.2	260	0.67	118	82.7
鳖	2.6	16.5	0.1	100	3	2	20	0.19	1.5	107	1.4	142	5.4	95	73.3
虾	0.1	16.4	1.3	19	0.75		25	0.33	2.2	66	1.33	220	2.78	195	77.8
牛奶	4.1	3.2	3.4	18	0.34	1.37	6.73	0.08	0.41	110	0.1	118	3.47	37	59.8
花生油	0.6		99		38.2					15	3.02	0.94	7.45		893.4
蜂蜜	74.3	0.6	2.1	46.2		4.25				30.6	0.42	21.6	0.04		318.5

附录4　计量单位名称与符号对照表

表1　计量单位名称与符号对照表

类别	名称	符号
长度	毫米	mm
	厘米	cm
	米	m
	千米	km
面积	平方米	m^2
容积	毫升	mL
	升	L
质量	微克	μg
	毫克	mg
	克	g
	千克	kg
	皮克	pg
	纳克	ng
时间	秒	s
	分钟	min
	小时	h
	天	d
	年	a
力	牛顿	N
功率	瓦	W
	千克·米/分	kg·m/min
速度	米/分	m/min

续上表

类别	名称	符号
浓度	毫摩尔/升	mmol/L
	单位/升	U/L
压强	千克/平方米	kg/m^2
	毫米汞柱	mmHg
温度	摄氏度	°C
功/能量/热量	千卡	kcal
	梅脱	Met
	焦	J
	千焦	kJ
物质的量	摩尔	mol

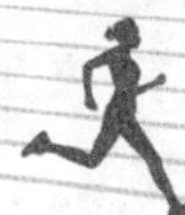

参 考 文 献

[1] 全国体育教材委员会. 运动医学 [M]. 北京：人民体育出版社，1990.

[2] 李珍妮，廖八根. 运动创伤学 [M]. 北京：人民体育出版社，2006.

[3] 郑悦承. 软组织贴扎技术 [M]. 台北：台湾合记出版社，2007.

[4] 曲绵域，于长隆. 实用运动医学 [M]. 4 版. 北京：北京大学医学出版社，2003.

[5] 广州红十字会培训中心. 初级现场救护培训讲义 [Z] . 2010.

[6] 郑先科，李国华，黄碧兰. 机能实验科学 [M]. 北京：北京大学医学出版社，2005.

[7] 范振华. 骨科康复医学 [M]. 上海：复旦大学出版社，上海医科大学出版社，1999.

[8] Hazinski M F. 《2010 美国心脏协会心肺复苏及心血管急救指南》摘要 [M]. 陆一鸣，译. 美国心脏协会，2010.

[9] 吴在德，吴肇汉. 外科学 [M]. 7 版. 北京：人民卫生出版社，2012.

[10] 肖德明. 实用临床包扎学 [M]. 广州：广东科技出版社，1999.

[11] Cook E G, Burton L, Hogenboom B. The Use of Fundamental Movements as an Assessment of Function: Part1 [J]. North Am J Sports Phys Ther, 2006, 1: 62-72.

[12] Hislop H J, Montgomery J. Muscle Testing Techniques of Manual Examination [M]. 8th ed. Missouri: Saunders Elsevier, 2007.

[13] Kisner C, Colby L A. Theraputic Exercise [M]. 6th ed. Philadelphia: F. A. Davis Company, 2012.

[14] Page P, Frank C C, Lardner R. Assesssment and Treatment of Muscle Imbalance [M]. Illinois: Human Kinetics, 2010.

[15] Vicenzino B. Lateral Epicondylalgia: A Musculoskeletal Physiotherapy Perspective [J]. Manual Therapy, 2003, 8 (2): 66-79.

[16] Peterson L, Renström P. Sports Injuries: Their Prevention and Treatment [M]. 3rd ed. Illinois: Human Kinetics, 2000.

[17] Cook E G, Burton L, Hogenboom B. The Use of Fundamental Movements as an

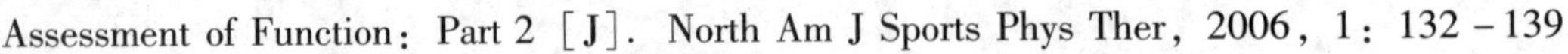

Assessment of Function: Part 2 [J]. North Am J Sports Phys Ther, 2006, 1: 132 – 139.

[18] Åstrand I. Aerobic Work Capacity in Men and Women With Special Reference to Age [J]. Acta Physiol Scand Suppl, 1960, 49 (169): 1 –92.

[19] Åstrand P O, Saltin B. Maximal Oxygen Uptake and Heart Rate in Various Types of Muscular Activity [J]. J Appl Physiol, 1961 (16): 77 –81.

[20] Åstrand P O, Rodahl K. Text BooK of Work Physiology [M]. San Francissco: Mcgraw-hill, 1977.

[21] 贝尔，迈赫伦. 运动损伤临床指南 [M]. 高崇玄，译. 北京：人民体育出版社，2007.

[22] Beam W C, Adams G M. Exercise Physilology Laboratory Manual [M]. 7th ed. New York: Mcgraw-hill, 2014.

[23] Baechle T R, Earle R W. Essentials of Strength and Condition [M]. 3rd ed. Champaign, Illinois: Human Kinetic, 2008.

[24] Sayer S P, Harackiewicz D V, Harman E A, et al. Cross-validation of Tree Jump Power Equation [J]. Med Sci in Sports and Exerc, 1999, 31: 572 –577.

[25] Maud P J, Shultz B B. Norms for the Wingate Anaerobic Test With Comparison to Another Similar Test [J]. Research Quarterly for Exercise and Sport, 1989, 60 (2): 141 –151.

[26] Cook G. Baseline Sports-Fitness Testing. In: Foran B, ed. "High performance sports conditioning". Champaign, Human kinetics, 2001.